ÉTUDE

SUR LA

TUBERCULOSE DE L'URETÈRE

PAR

Le Dr Henri FISCHER

PARIS
G. STEINHEIL, ÉDITEUR
2, RUE CASIMIR-DELAVIGNE, 2

1892

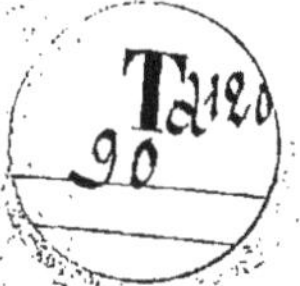

ÉTUDE

SUR LA

TUBERCULOSE DE L'URETÈRE

IMPRIMERIE LEMALE ET Cie, HAVRE

ÉTUDE

SUR LA

TUBERCULOSE DE L'URETÈRE

PAR

Le Dr Henri FISCHER

PARIS

G. STEINHEIL, ÉDITEUR

2, RUE CASIMIR-DELAVIGNE, 2

1892

AVANT-PROPOS

Qu'il nous soit permis, arrivé au terme de nos études médicales, d'adresser ici tous nos remerciements à nos maîtres des hôpitaux et de la Faculté, et particulièrement à M. le Dr Guyot qui, en nous accueillant dans son service de l'hôpital Beaujon, a su nous faire profiter de sa haute expérience clinique, de sa grande science, et qui nous a montré, par un exemple de tous les instants, que le grand médecin devait être le *vir sapiens benefaciendi peritus propositique tenax*.

Nous nous souviendrons également que notre vénéré Professeur a été dans mainte occasion plus qu'un maître pour nous.

C'est du fond du cœur également que nous adressons nos meilleurs remerciements à M. le D[r] Th. Anger, le savant clinicien, dont nous avons suivi pendant deux années le docte enseignement.

Nous adressons l'expression de notre plus vive gratitude à M. le Dr Tuffier, professeur aussi savant qu'aimable, qui nous a fait surmonter, comme en se jouant, les plus grandes difficultés de la clinique chirurgicale.

Nous remercions vivement M. le Dr Chevallereau, médecin de l'Asile national des Quinze-Vingts, un des plus grands oculistes de notre époque, pour les substantielles leçons et les conseils qu'il n'a cessé de nous prodiguer pendant un enseignement de quatre années.

Que les docteurs Léon Labbé, Michaud, Hartmann et Sebileau

veuillent bien aussi agréer nos remerciements pour les leçons qu'ils nous ont données.

Monsieur le professeur Fournier,

Nous remercions avec une émotion profonde l'éminent savant qui a bien daigné nous prodiguer ses leçons et ses conseils pendant toute la durée de nos études médicales et qui a mis le comble à ses bontés en nous faisant l'honneur d'accepter la présidence de notre thèse.

ÉTUDE

SUR LA

TUBERCULOSE DE L'URETÈRE

INTRODUCTION

L'appareil urinaire est fréquemment le siège de la tuberculose, soit primitive, soit secondaire à une autre localisation, le plus souvent pulmonaire. Mais quel est dans l'appareil urinaire le point de départ de la tuberculose, est-elle primitivement rénale ou vésicale ? On peut dire que toutes les opinions ont été émises sur ce sujet, nous n'entreprendrons pas de les exposer toutes ici, tel n'est pas notre but.

Dans l'étude de la tuberculose de l'appareil urinaire, le rein et la vessie ont surtout jusqu'ici attiré l'attention, ce n'est qu'accessoirement que les lésions des uretères sont signalées au cours des observations : nous nous sommes proposé d'étudier ces lésions de l'uretère, surtout au point de vue anatomo-pathologique, les observations ne signalant d'ordinaire que peu de symptômes que l'on puisse rattacher aux lésions de l'uretère.

Nous commencerons par l'exposé anatomo-pathologique, montrant isolément les modifications de l'uretère et l'influence que ses lésions peuvent avoir sur la marche de la tuberculose dans le rein et la vessie.

Dans un second chapitre, en comparant entre elles les différentes lésions rencontrées, et d'après l'état des reins et de la vessie, nous chercherons a établir la marche ascendante ou descendante de la tuberculose dans l'appareil urinaire.

Nous exposerons ensuite les symptômes qui se présentent au cours de la tuberculose urinaire, cherchant ceux qui peuvent être caractéristiques d'une lésion de l'uretère, et nous montrerons les résultats que peut fournir l'exploration méthodique de l'uretère.

Nous terminerons en disant quelques mots du traitement et des précautions que peuvent nécessiter les lésions de l'uretère dans le cas d'opérations sur le rein.

CHAPITRE PREMIER

Anatomie pathologique.

La première manifestation de la tuberculose dans l'uretère est la granulation grise. Demi-transparente, du volume d'un grain de millet, elle apparaît dans le tissu sous-muqueux, tantôt rare, isolée, tantôt confluente, en plaques. Elle constitue parfois la seule lésion que l'en rencontre dans l'uretère, dans la tuberculose miliaire généralisée, ou quand la mort est le résultat d'une maladie intercurrente ou d'une autre localisation de la tuberculose. (Nous rapportons à la fin de ce travail plusieurs observations, où les granulations constituent la seule lésion observée dans tout l'appareil urinaire.)

Ces granulations subissent la transformation caséeuse et prennent une coloration jaunâtre se montrant, sur la coupe, formées d'une petite masse caséeuse. Ces deux aspects tiennent à l'âge différent de ces granulations : ici comme dans la vessie ou dans les autres organes, la lésion débute par une poussée de granulations grises dont le centre n'est pas encore dégénéré, et qui, à un âge plus avancé, sous l'influence de la dégénérescence caséeuse débutant par leur centre, prennent un aspect jaunâtre.

Elles acquièrent un volume variable et ne tardent à subir la fonte purulente, elles s'ulcèrent à leur sommet et lorsqu'elles sont encore isolées, elles forment de petits foyers arrondis, s'ouvrant par un orifice punctiforme, sorte de petits abcès tuberculeux, comparés quelquefois à des pustules varioliques.

OBSERVATION I. — JACQUET. *Bull. Soc. anat.*, 1887.

Homme de 48 ans, entré à l'hôpital avec des signes de tuberculose aiguë du poumon.

AUTOPSIE. — Poumons : Ils ne présentent que de nombreuses granulations miliaires grises ou jaunes. Pas de lésions anciennes.

Les deux reins sont hypertrophiés, congestionnés, rien d'apparent à la surface.

Le rein droit ne présente rien de particulier à la coupe.

Le rein gauche au contraire présente à sa partie supérieure deux ou trois foyers caséeux, gros comme des petites noix, en partie ramollis

Presque toute la surface muqueuse des calices et du bassinet est transformée en une masse caséeuse jaunâtre. Sur les autres points de la muqueuse se voient de très petits foyers arrondis percés au centre d'un pertuis punctiforme.

Les parois de l'uretère sont notablement épaissies et couvertes de larges plaques caséeuses ou de petits foyers arrondis variant du volume d'une tête d'épingle à celui d'une lentille.

Dans la vessie, qui n'est ni congestionnée ni épaissie, se voient de nombreuses granulations jaunes ou grises, punctiformes, des ulcères réguliers, à fond couvert de détritus caséeux, jaunâtres, ils sont groupés sur la paroi antérieure de l'organe. Sur le trigone on voit seulement quelques exulcérations irrégulières.

Tuberculose de la prostate et des organes génitaux.

En résumé : Tuberculose miliaire aiguë limitée au poumon, survenant chez un individu atteint de tuberculose caséeuse du système génito-urinaire.

Le rein a été probablement le premier organe envahi, l'extrême confluence des lésions pyélo-urétériques semble du moins l'indiquer.

OBSERVATION II. — FERRÉOL. *Bull. Soc. Méd. des hôpitaux*, 1884.

Pièces provenant de l'autopsie d'un homme mort de tuberculose.

Vessie. — La vessie a complètement perdu sa membrane muqueuse, sa surface interne est représentée par la couche musculaire infiltrée de pus. Les uretères très dilatés sont parsemés d'une multitude de petits abcès tuberculeux ressemblant à des pustules varioliques.

Les deux reins sont hypertrophiés, principalement le droit, la capsule est adhérente et épaissie, et au-dessous on aperçoit une grande quantité de petits abcès tuberculeux. Les lésions sont encore plus prononcées au voisinage des calices. En ces points le parenchyme est creusé de vastes cavernes anfractueuses à bords irréguliers et déchiquetés, remplies de pus grisâtre.

La muqueuse des bassinets est couverte d'ulcérations profondes.

Prostate. — Caverne tuberculeuse s'ouvrant dans l'urèthre.

Poumons. — Ilots de granulations grises, quelques-unes ramollies.

A une période plus avancée les *lésions tuberculeuses* sont représentées par des ulcérations de forme et de dimensions très diverses, dues évidemment à la fusion par fonte purulente de certains groupes de granulations miliaires.

Tantôt petites, superficielles, atteignant à peine les couches profondes de la muqueuse, tantôt profondes, étendues, les bords taillés à pic, le fond lisse ou irrégulier, et d'aspect villeux, de coloration variable, gris ou jaune. Elles peuvent envahir toute l'épaisseur de la muqueuse, la sous-muqueuse, jusqu'à la couche musculeuse en partie détruite ou dissociée.

Dans ces conditions toute la couche épithéliale a disparu et est remplacée avec une grande partie de la muqueuse par une couche granuleuse dans laquelle on retrouve quelques débris cellulaires à peine distincts. Cette couche se continue progressivement avec le chorion conjonctif épaissi, fibreux, présentant un grand nombre de noyaux embryonnaires. De la couche musculaire on ne retrouve plus qu'une partie, les fibres circulaires, dissociées, manquant même complètement par places et généralement remplacées par du tissu fibreux.

Tout autour de ces ulcérations la muqueuse présente des changements de coloration, des arborisations vasculaires, une teinte ardoisée, elle est souvent infiltrée d'un semis de petites granulations jaunâtres non encore fusionnées.

Elles varient beaucoup comme nombre, il est rare de trouver une ulcération isolée ne s'accompagnant d'aucune autre lésion, granulation ou autre, comme dans l'observation suivante.

Observation III. — Mossé. *Bull. Soc. anat.*, 1878.

Homme de 32 ans. Mort de tuberculose pulmonaire.

Autopsie. — Reins congestionnés, tubercules jaunâtres dans l'un, granulations grises dans l'autre. D'un côté, il existe au centre du bassinet une petite ulcération du volume d'une grosse tête d'épingle, arrondie, et faisant une petite saillie au-dessus de la surface du bassinet.

Il n'existait pas d'autres lésions dans les uretères. Nombreuses ulcérations sur la muqueuse vésicale.

On trouve d'ordinaire plusieurs ulcérations, pouvant même recouvrir toute la surface de la muqueuse. Il existe souvent à leur niveau un épaississement de la paroi de l'uretère dû non seulement aux modifications de la couche sous-muqueuse devenue fibreuse et renfermant un grand nombre de noyaux embryonnaires, mais aussi à la tunique externe de l'uretère qui est dense, épaissie, présentant des vaisseaux dilatés.

La muqueuse de l'uretère peut subir la fonte caséeuse dans toute son étendue, et l'uretère se trouve ainsi tapissé dans toute sa longueur, par un enduit blanchâtre se continuant en haut avec la couche blanchâtre qui infiltre le rein.

A ces diverses modifications dans la structure de l'uretère répondent des modifications dans son volume extérieur et dans les dimensions de son canal.

Extérieurement, il est augmenté de volume, irrégulièrement, et forme un cordon dur, bosselé, avec des points indurés, saillants, lui donnant l'aspect moniliforme, entre ces points il peut se présenter des dilatations de volume variables, formant une ou plusieurs poches sur le trajet de l'uretère.

L'augmentation de volume peut porter régulièrement sur toute la longueur de l'uretère qui ne forme plus qu'un cordon dur, atteignant le volume du doigt, ayant perdu sa flexibilité, le tissu cellulaire sous-péritonéal qui l'entoure lui forme une enveloppe épaisse par l'intermédiaire de laquelle il contracte des adhérences avec les organes voisins, les vaisseaux spermatiques le plus souvent. On rencontre dans cette enveloppe conjonctive des ganglions lymphatiques augmentés de volume.

Dans deux observations que nous rapporterons plus loin l'uretère se trouvait pris dans la paroi d'un abcès froid tuberculeux périnéphrétique, et il était impossible de l'en séparer.

Toutes ces lésions modifient le calibre de l'uretère : Au début, même lorsqu'elles sont encore peu prononcées, on peut trouver une dilatation régulière de l'uretère dont les parois sont à peine modifiées.

Chez un de nos malades, mort d'une tuberculose ancienne du poumon et de l'intestin, il existait dans les deux reins un certain nombre de foyers tuberculeux, non ramollis, et plus nombreux à droite, et de ce côté, l'uretère, dont les parois ne présentaient cependant aucune lésion, avait un volume double au moins de l'état normal, son orifice vésical était normal, et la vessie elle-même ne présentait pas de lésions.

Lorsqu'il n'y a encore dans l'uretère d'autre lésion que des granulations, elles peuvent déjà par leur confluence former des plaques assez saillantes pour amener un rétrécissement de l'uretère dont la partie supérieure se dilate.

L'infiltration caséeuse limitée, en plaques, peut produire le même résultat, mais elle aboutit ordinairement à l'oblitération complète de l'uretère. Lorsque toute la muqueuse est ainsi modifiée la lumière de l'uretère peut se trouver diminuée ou même oblitérée dans toute son étendue.

Dans le cas de rétrécissement limité la partie de l'uretère située au-dessus se dilate, et si l'uretère est ainsi rétréci en plusieurs points, il présente une série de dilatations à parois ulcérées, tapissées d'une couche caséeuse, et remplies d'un liquide trouble plus ou moins purulent.

La lumière de l'uretère peut se trouver obstruée par des fragments de substance caséeuse venue du rein et s'éliminant à travers le conduit excréteur.

Nous ne nous sommes occupé jusqu'ici que de l'uretère proprement dit, il est intéressant d'examiner les modifications que peuvent présenter ses deux extrémités et l'influence réciproque que peuvent avoir les unes sur les autres les lésions de l'uretère, du rein et de la vessie.

L'on retrouve dans les calices et le bassinet toutes les lésions de l'uretère proprement dit, granulations, ulcérations, dégénérescence caséeuse, épaississement des parois. De plus, cette partie de l'uretère qui n'est que très rarement le siège de rétrécissements ou d'oblitérations subit avec le rein des modifications intéressantes sous l'influence des modifications survenues dans le cours de l'urine par suite du rétrécissement ou de l'oblitération de l'uretère.

Quand il n'y a pas encore oblitération complète, mais que l'obstacle dure depuis longtemps déjà, l'on trouve le rein formant une tumeur volumineuse, qui sur la coupe se montre formée en grande partie par les calices et le bassinet dilatés, la substance rénale a en grande partie disparu et est remplacée par des noyaux caséeux, variables comme nombre et comme volume. quelques-uns transformés en caverne par fonte purulente de leur contenu. Cette élimination se manifeste par la présence dans l'urine d'une grande quantité de pus. La cavité des calices et du bassinet se trouve ainsi remplie de masses caséeuses, en voie d'élimination, la paroi en est recouverte et présente d'ordinaire au-dessous de nombreuses ulcérations.

Cette pyélo-néphrite peut être secondaire à une tuberculose du rein, propagée à l'uretère, mais il semble aussi qu'elle puisse débuter par l'uretère pour envahir secondairement la substance pyramidale du rein.

Cette *dilatation* du bassinet est quelquefois très considérable et forme une tumeur qui contracte des adhérences avec les parties voisines, et même dans un cas communiquait par une fistule avec le duodénum. Le fait est rapporté par Bang, comme une trouvaille d'autopsie chez un tuberculeux et sans autres détails.

L'orifice vésical de l'uretère est moins souvent le siège d'altérations et parmi les observations que nous avons recueillies nous n'avons trouvé qu'une fois l'oblitération complète de cet orifice, et encore par le fait de lésions vésicales. Le plus souvent cet orifice est signalé comme dilaté.

Le plus souvent les lésions de l'uretère s'arrêtent à son niveau présentant rarement une continuité immédiate avec les lésions de la vessie. Dans trois observations nous avons trouvé signalée l'existence juste au niveau de l'orifice d'une petite ulcération, au milieu de laquelle venait s'aboucher l'uretère.

Quelquefois l'uretère semble être le point de départ des lésions vésicales, les granulations étant plus confluentes autour de l'orifice que partout ailleurs, ou formant un bourrelet saillant avec point de départ au niveau de cet orifice.

Dans un cas rapporté par M. le Dr Chaput avec des lésions anciennes des deux reins, des uretères et de la vessie, il s'était produit au niveau de chaque orifice une invagination de la muqueuse de l'uretère qui faisait dans la vessie une saillie d'un centimètre environ (observ. XLIV).

Les lésions de l'uretère ont une influence certaine sur la marche des lésions du rein. Nous avons déjà parlé de la pyélo-néphrite qui survient dans le cas d'oblitération incomplète de l'uretère : le rein transformé en une série de cavernes versant leur contenu dans le bassinet.

L'évolution ultérieure dépendra de l'état de l'uretère, s'il est oblitéré l'on verra se développer deux formes de tuberculose dont les relations avec l'imperméabilité de l'uretère ont été établies par M. le Dr Tuffier : la dégénérescence massive et l'hydronéphrose tuberculeuse.

Le rein dans la dégénérescence massive, est représenté par une membrane mince, transparente, enveloppant une masse solide, dense, comparée à du mastic, incomplètement divisée par des cloisons minces partant de la membrane d'enveloppe. Elle peut remplir le rein et le bassinet, et se prolonger dans l'uretère.

L'hydronéphrose tuberculeuse présente l'aspect de toutes les dilatations aseptiques du rein : elle est constituée par une coque fibreuse, à cloisons incomplètes, formant la paroi et renfermant un liquide citrin, transparent, analogue au contenu de l'hydronéphrose simple. Les calices et le bassinet dilatés font partie de la tumeur que leur cavité constitue pour la plus grande part. Les inoculations de ce liquide fournissent des résultats positifs, il détermine la tuberculose, bien que les recherches bactériologiques ne décèlent souvent pas la présence du bacille de Koch.

Nous rapportons au cours de ce travail 66 observations ; nous pouvons en écarter de suite 5 : deux ayant trait à des opérés guéris, et trois dans lesquelles l'autopsie est rapportée avec trop peu de détails. En étudiant les 61 observations qui restent au point de vue de la fréquence relative des lésions des différents points de l'appareil urinaire, nous pouvons les classer ainsi :

Dans 17 cas les lésions tuberculeuses portent à la fois sur les deux reins, les deux uretères et la vessie.

Dans 28 cas les lésions restent unilatérales portant sur un seul rein avec son uretère et sur la vessie. C'est 15 fois, le côté droit qui est atteint, 13 fois le côté gauche.

Il est plus rare de trouver la vessie sans lésion, lorsque le reste de l'appareil urinaire est pris, nous n'avons pu en rencontrer que 7 cas, quatre fois la lésion portait sur les 2 reins et les 2 uretères, trois fois elle était limitée à un seul côté. Nous pouvons y joindre deux cas où les lésions vésicales, dont la nature tuberculeuse n'a pas été recherchée, pourraient être considérés comme des lésions de cystite ancienne, sans relation avec la tuberculose.

Une seule fois, nous trouvons au cours d'une cystite tuberculeuse les deux uretères atteints, avec un seul rein malade, et une fois la lésion ne porte que sur un uretère, l'autre uretère et les deux reins étant sains.

Pour arriver au total de nos 61 observations, citons trois cas où une double lésion rénale s'accompagnait de lésions d'un seul uretère et de la vessie, et 1 cas semblable où la vessie était intacte.

Dans un dernier fait, la tuberculose vésicale s'accompagnait d'une hydronéphrose double, sans lésions tuberculeuses de l'appareil urinaire supérieur.

Dans la moitié au moins de ces faits nous trouvons signalées des lésions de tuberculose ancienne du poumon, cependant dans toutes les autopsies que nous avons pu faire, et nous avons examiné à ce point de vue 30 phtisiques, nous n'avons rencontré de lésions tuberculeuses de l'appareil urinaire que chez un jeune garçon qui présentait quelques noyaux tuberculeux dans les deux reins, avec une dilatation, sans lésion, de l'uretère du côté droit, correspondant au rein le plus atteint : dans aucun autre cas nous n'avons trouvé de tubercules dans un point quelconque de l'appareil urinaire.

CHAPITRE II

Pathogénie.

La question de la tuberculose urinaire a été pendant longtemps en discussion et aujourd'hui encore il est impossible de dire d'une manière positive quelle est dans l'appareil urinaire la marche de la tuberculose et si elle débute par le rein pour envahir par une marche descendante l'uretère et la vessie, ou si au contraire la vessie étant sa première localisation elle peut par une marche ascendante, rétrograde quant au cours de l'urine, envahir l'uretère puis le rein.

Nous allons examiner les résultats obtenus par quelques expérimentateurs, puis nous passerons en revue les différentes observations que nous avons pu recueillir, cherchant s'il serait possible de trouver quelque indication dans l'étude anatomo-pathologique des lésions.

Les recherches expérimentales sont assez anciennes et assez connues pour que nous n'insistions pas sur elles longuement, n'ayant d'ailleurs aucun fait personnel à leur ajouter.

En 1886, M. Durand-Fardel, dans un mémoire paru dans les Archives de physiologie normale et pathologique, rapporte le résultat des recherches bactériologiques faites sur les reins d'individus morts de tuberculose pulmonaire sans lésions évidentes de l'appareil urinaire : cet examen montra que la substance corticale au pourtour des pyramides de Ferrein pouvait déjà être infiltrée de bacilles, au niveau des glomérules de Malpighi, bien que le rein parût cependant indemne de toute lésion tuberculeuse.

En outre, dans les formes nettes de tuberculose rénale, l'auteur montre que la lésion, qui se présente tout à fait au début sous forme de granulations, en particulier dans la phtisie aiguë, répond exactement dans sa répartition à celle des glomérules de Malpighi, disposés autour des pyramides de Ferrein.

En 1887, dans sa thèse sur la tuberculisation des organes génito-urinaires, Cayla rapporte quelques expériences faites sur les animaux et dans lesquelles il cherchait à obtenir des lésions tuberculeuses du rein en inoculant soit dans l'uretère, soit dans la vessie des cultures pures de tuberculose. Dans aucun cas ils n'obtint le développement de lésions tuberculeuses, soit au point d'inoculation, soit au-dessus. Les deux premiers animaux inoculés l'un dans la vessie, l'autre dans l'uretère préalablement lié, moururent rapidement sans présenter à l'autopsie de lésions tuberculeuses des voies urinaires.

Sur deux autres animaux inoculés de la même manière, on ne put constater chez le premier inoculé dans la vessie, aucune lésion tuberculeuse en un point quelconque de l'appareil urinaire. Chez le second inoculé dans l'uretère après ligature de ce conduit, il existait une légère dilatation de l'uretère qui contenait un pus séreux riche en bacilles et ne contenant pas d'autres micro-organismes, le rein doublé de volume formait une poche constituée par la dilatation du bassinet et des calices. La substance corticale avait presque complètement disparu, en aucun point on n'y trouvait de bacilles.

Dans ce dernier cas la ligature de l'uretère avait déterminé une néphrite interstitielle mécanique, mais en aucun point le bacille tuberculeux n'avait pénétré la substance du rein.

Ces recherches ont été reprises par M. le Dr Albarran qui réussit à obtenir des lésions tuberculeuses du rein chez un lapin à la suite de l'injection dans l'uretère, préalablement lié, d'une culture pure de bacilles de la tuberculose. L'animal mourut quatre mois après l'opération, et à l'autopsie on trouva les lésions suivantes : dilatation considérable des calices et du bassinet où pullulent les bacilles ; le rein est doublé de volume, bosselé, adhérent aux tissus qui l'entourent. Les pyramides sont couvertes du côté des calices par une couche de matière caséeuse. Les bacilles ont pénétré dans les canalicules, et traversant la paroi se sont répandus dans le tissu conjonctif interstitiel. Il existe également des granulations tuberculeuses abondantes dans la substance corticale, et quelques-unes dans la zone des pyramides.

Peut-on tirer une conclusion de ces expériences ? Nous ne nous occuperons pas des premières, bien que leur résultat négatif ne prouve rien contre la possibilité de la marche ascendante de la tuberculose ; de plus, ces expériences ont été faites avec des cultures de tuberculose du faisan et le développement plus facile de lésions tuberculeuses chez les animaux sous leur influence ne permet peut-être pas de les rapprocher des résultats que pourraient fournir des cultures de tuberculose humaine ?

Les résultats obtenus par M. Albarran sont absolument comparables à ceux de M. Cayla : sous l'influence de la ligature de l'uretère, il se produit dans les deux cas une dilatation des calices et des bassinets formant avec le rein une tumeur volumineuse, contenant un liquide purulent, où dans les deux cas l'examen bactériologique montre l'existence de bacilles. Dans aucun cas il ne s'est développé de lésions tuberculeuses dans l'uretère (du moins elles n'ont pas été signalées), le rein présentait les lésions d'une néphrite interstitielle mécanique entièrement semblable à celle qu'ont obtenue d'autres expérimentateurs (Strauss et Germont, Charcot et Gombault) par la ligature simple de l'uretère. Seulement dans les expériences de M. Albarran au contact du pus riche en bacilles qui remplit le bassinet et les calices dilatés, il s'est produit une inoculation, qui paraît n'être que secondaire, dans le rein qui présente seul des lésions tuberculeuses. Il n'y a donc là rien de comparable à des lésions propagées au rein après l'envahissement de la paroi de l'uretère, comme le fait s'est produit dans quelques observations que nous rapporterons plus loin, et il semble qu'ici il n'y ait eu qu'une inoculation secondaire aux parois d'une poche en contact avec un liquide riche en bacilles tuberculeux.

De plus, nous n'avons ici aucun renseignement sur l'origine des cultures employées dans ces expériences, ce qui ajoute encore à l'incertitude du résultat.

Parmi les observations que nous avons recueillies, quelques-unes ont presque la valeur d'une expérience, la tuberculose ayant manifestement débuté par l'uretère, nous les rapporterons d'abord puis nous exposerons les autres, suivant qu'elles nous paraîtront avoir comme point de départ de l'infection tuberculeuse le rein ou la vessie.

Chez un malade observé par M. le Dr Tuffier et dont l'observation se trouve dans la thèse de Thomas, on trouva à l'autopsie un abcès froid venu des vertèbres lombaires, ayant fusé le long du rein sans l'envahir, mais ayant envahi en un point la paroi de l'uretère qui se trouvait à ce niveau étranglé et oblitéré. Au-dessous de ce point, l'uretère présente son volume normal, mais au-dessus le bassinet, les calices et le rein étaient infiltrés par une tuberculose massive indépendante de l'abcès froid, et l'uretère est dilaté.

Observation IV. — M. Tuffier. In thèse de Thomas, Paris, 1891.

B..., Marie, 19 ans, entre à l'hôpital le 3 mars 1890. Elle présente un abcès trochantérien, et tout semble indiquer un abcès par congestion ayant fusé le long du psoas. Ouverture et drainage de l'abcès. Il persiste une fistule qui suppure abondamment.

Incontinence d'urine persistante, cachexie de plus en plus prononcée ; mort le 12 septembre.

Autopsie. — Trajet fistuleux large comme un doigt filant sur le fascia iliaca par l'anneau crural jusqu'au corps des deuxième et troisième vertèbres lombaires.

Le rein kystique présente le volume du poing. Il offre l'aspect d'un rein tuberculeux et caverneux. A la coupe, le parenchyme paraît complètement détruit. Seules persistent les colonnes de Bertin qui partagent le rein en autant de poches. Le bassinet et la partie supérieure de l'uretère sont remplis d'une matière caséeuse qui a l'aspect du mastic frais.

L'uretère qui dans son tiers supérieur a le volume du doigt, paraît obturé à l'union du 1/3 supérieur avec les 2/3 inférieurs et conserve au delà son volume normal. En essayant de l'enlever l'on arrache une partie de la paroi antérieure de l'abcès, les deux parois sont confondues à ce niveau. La vessie est profondément atteinte. Dégénérescence amyloïde de tous les autres viscères.

En 1880, M. le Dr Chauffard présenta à la Société anatomique les pièces provenant de l'autopsie d'une femme chez laquelle on trouva un vaste abcès entourant le rein sans communiquer avec lui et ayant envahi l'uretère dont toute la partie supérieure présentait ainsi que le rein des lésions tuberculeuses très avancées.

OBSERVATION V. — CHAUFFARD. *Bull. Soc. anat.*, 1880.

Louise G..., 39 ans, entre à l'hôpital, le 22 janvier 1880. 4 grossesses. Pas d'antécédents pathologiques héréditaires, ni personnels. Depuis le mois de septembre 1879, elle a commencé à être malade, amaigrissement rapide, toux, perte des forces, cessation des règles.

A son entrée elle présente tous les signes d'une tuberculose pulmonaire très avancée. Urines chargées de pus, pâles, médiocrement abondantes, on ne peut du reste les recueillir en totalité, la malade les perdant continuellement sous elle.

Vers le 15 avril de nouveaux phénomènes se montrent. La malade éprouve dans la région sous-hépatique des douleurs persistantes de plus en plus vives, d'abord gravatives, lancinantes, exaspérées par la pression ou les mouvements.

Au commencement de mai, on trouve au même niveau une masse dure, régulière, dépassant le bord inférieur du foie et rappelant pour la forme et le volume le segment inférieur d'un rein doublé dans toutes ses dimensions. Cette tumeur est si douloureuse qu'il est difficile d'y rechercher convenablement la fluctuation. La malade s'affaiblit de plus en plus, présente des eschares sacrées et trochantériennes, de l'œdème blanc douloureux du pied et de la jambe. Mort le 26 mai.

AUTOPSIE. — *Poumons*. Lésions de la tuberculose à tous ses degrés. Foie volumineux et gras.

Vessie, de très faible capacité, parois épaissies, injectées, criblées suivant les points de tubercules jaunâtres, ou d'ulcérations surtout nombreuses au niveau de la face inférieure.

Rein gauche volumineux, violacé, ne présente pas de tubercules apparents.

Le *rein droit* occupe le centre d'une poche allongée le long de la colonne lombaire, du volume des deux poings environ, tendue, fluctuante, à parois épaisses et fibreuses, caséeuses à la face interne. Cette poche contient un pus épais crémeux, elle occupe supérieurement l'enveloppe adipeuse du rein, gagne la gaine du psoas et se termine en s'effilant au niveau de l'arcade crurale.

L'uretère est perdu dans l'épaisseur de la paroi interne de l'abcès, sa muqueuse est épaissie, végétante, caséeuse.

Sur la coupe le rein est creusé de 6 à 8 cavernes, isolées ou communiquant entre elles, leur forme est celle de cônes à base périphérique, à sommet interne. Nulle part elles ne communiquent avec l'abcès périnéphrétique.

Les organes génitaux sont sains.

Ces deux observations sont intéressantes parce qu'elles semblent reproduire toutes les conditions d'une expérience, et qu'il semble bien que l'envahissement de l'appareil urinaire ait eu lieu par l'uretère, d'où les lésions se sont propagées d'une part au rein, d'autre part à la vessie.

Mais ces faits sont rares et nous rencontrerons surtout des cas avec extension à tout l'appareil urinaire et c'est de l'étude de ces faits qu'il convient d'essayer de tirer une indication sur la marche de la tuberculose.

La comparaison des lésions qui existent dans les différents points de l'appareil urinaire, la distribution de ces lésions, tels sont les deux caractères importants dont on peut essayer de tirer parti. Malheureusement il n'est pas toujours possible, en présence de lésions généralisées, d'apprécier l'âge relatif de ces lésions, et il n'est pas douteux que l'évolution ne puisse se faire beaucoup plus lentement dans un point que dans l'autre, ce qui apporte une nouvelle difficulté pour juger de l'ancienneté des lésions.

Cependant il est possible de trouver des faits de tuberculose certainement ancienne, ayant entraîné la destruction plus ou moins complète du parenchyme rénal, et l'oblitération, ou tout au moins des modifications importantes de l'uretère, ne s'accompagnant cependant que de lésions beaucoup moins avancées de la vessie ou même sans lésions vésicales.

Nous allons rapporter ici en détail quelques-unes de ces observations, la plupart se passent de commentaires, la description des lésions ne permet guère de penser à un point de départ vésical.

Observation VI. — Dr Tuffier. *Arch. gén. de méd.*, 1892.

D..., Blanche, 21 ans, entre le 25 juin à l'hôpital Beaujon. Elle présente depuis un an environ une tumeur du flanc droit, et depuis six semaines seulement des mictions fréquentes, les urines sont légèrement opalescentes, et contiennent des bacilles. On constate la présence dans le côté droit d'une tumeur présentant tous les caractères du rein et ayant le volume d'une tête de fœtus ; ballottement très net, mobilité dans tous les sens. On ne trouve rien de semblable à gauche. Les uretères ne sont ni appréciables ni douloureux.

Au toucher vaginal, légère sensibilité dans la moitié droite de la vessie. On ne trouve pas trace de tuberculose dans aucun autre viscère. Dans ces conditions le diagnostic porté fut tuberculose rénale du côté droit, et devant l'insuccès de tous les moyens médicaux déjà essayés, l'on recourut à la néphrotomie, le 27 juin. Le 2 juillet la malade meurt dans le coma d'accidents urémiques sans rien avoir présenté de particulier du côté de la plaie opératoire.

Autopsie. — Il n'existe de lésions tuberculeuses que dans l'appareil urinaire.

Du côté droit le *rein* présente le double de son volume normal, il est mamelonné, il adhère au niveau de l'incision. A la coupe on trouve plusieurs noyaux tuberculeux, jaunes, du volume d'une grosse noix et situés en plein parenchyme rénal. Le bassinet est normal, légèrement dilaté ; l'uretère sinueux est augmenté de volume dans toute son étendue, jusqu'à son orifice vésical, il est moniliforme, avec parois amincies. A l'ouverture on trouve au niveau des parties dilatées des exulcérations régulières.

Du côté gauche le *rein* est encore plus volumineux, mais il n'est plus représenté que par une énorme hydronéphrose, du volume d'une petite tête de fœtus. Il a conservé sa situation sous le diaphragme et en l'enlevant avec beaucoup de précautions on voit qu'il est constitué par une même membrane kystique : son contenu est transparent, c'est une véritable hydronéphrose. Le bassinet fait partie de la tumeur, l'uretère qui lui fait suite est représenté par un cordon dur, plein, plus petit que l'uretère normal.

L'examen bactériologique fut fait par M. Toupet ; il existait un petit nombre de bacilles dans le liquide, mais les cultures et les inoculations démontrèrent surtout la présence du bacille de la tuberculose à l'exclusion de tout autre micro-organisme.

La *vessie* était couverte d'un enduit grisâtre, mais après lavage on n'y trouva pas trace d'altérations tuberculeuses, ou de tubercules miliaires. Toutefois les régions voisines de l'embouchure de l'uretère furent examinées au microscope, ce qui permit de constater l'infiltration tuberculeuse dans la couche sous-muqueuse, empiétant un peu sur la face profonde du chorion, la muqueuse elle-même étant indemne.

Un fait remarquable chez cette malade est l'apparition de symptômes du mal de Bright, fait assez rare dans la tuberculose rénale. Peut-être ici est-ce l'absence fonctionnelle complète d'un des reins qui a permis l'évolution de ce syndrome clinique.

Observation VII. — Mallet. *Bull. Soc. anat.*, 1878.

Homme de 52 ans, atteint depuis longtemps d'incontinence d'urine ; l'urine contenait environ un cinquième de son volume de pus. Mort dans le cours de symptômes d'une maladie de Bright.

Autopsie. — Rein droit, 135 gr. Couleur normale, bassinet et calices dilatés, papilles aplaties ; à la partie supérieure du rein on trouve à la place d'une pyramide de Malpighi une caverne anfractueuse du volume d'une noisette et tapissée par un exsudat blanchâtre. Il existe une caverne analogue à la partie inférieure.

L'uretère de même que les calices et le bassinet sont notablement dilatés. Rein gauche, 160 gr. Volume à peu près normal, bosselé, déformé. Sur la coupe on voit que le parenchyme rénal a complètement disparu pour faire place à une matière caséeuse très épaisse et blanchâtre, occupant des alvéoles correspondant aux bosselures de la surface externe.

L'uretère correspondant a ses parois fortement épaissies, il offre à sa surface interne des granulations tuberculeuses, surtout vers l'extrémité rénale où la paroi est complètement envahie. A sa partie inférieure il est enclavé dans une masse de ganglions tuberculeux.

La *vessie* est réduite à une cavité admettant la dernière phalange de l'index ; les parois ne sont pas très épaisses, les différentes couches se distinguent mal. Il n'y a pas à ce niveau de lésions tuberculeuses apparentes. La *prostate* est transformée en une cavité anfractueuse, les lésions tuberculeuses manquent encore ici. Il n'existe de lésion tuberculeuse dans aucun autre organe. Rien dans les *poumons*.

Observation VIII. — Lejars. *Bull. Soc. anat.*, 1884.

Homme de 23 ans. Coxalgie ancienne. Blennorrhagie non guérie. A son entrée, miction fréquentes, pénibles ; douleurs lombaires ; urines purulentes ; cathétérisme douloureux ne permettant que le passage d'une fine bougie. Symptômes de tuberculose pulmonaire. Diarrhée, vomissements. Mort.

Autopsie. — *Poumons* : tubercules ramollis aux deux sommets ; quelques cavernules à droite.

Rein droit réduit aux deux tiers de son volume, surface bosselée, grisâtre ; sur la coupe on constate que le parenchyme n'existe plus, il existe 3 ou 4 larges vacuoles incomplètement séparées par des bandes fibreuses, et remplies de matière caséeuse épaisse, ou en flocons nageant dans du liquide. Elles s'ouvrent dans le bassinet. L'uretère présente quelques granulations tuberculeuses.

Le *rein gauche* volumineux présente sur la coupe plusieurs foyers caséeux disséminés à parois festonnée, déchiquetée. L'uretère contient de nombreuses granulations confluentes surtout vers sa partie inférieure, et qui déterminent en ce point un léger degré de coarctation du conduit dilaté au-dessus.

Vessie petite, rétractée, aucune trace de produits tuberculeux. La *prostate* est transformée en deux ou trois loges à contenu caséeux. Noyaux tuberculeux dans le testicule et l'épididyme des deux côtés.

Observation IX. — Jamin. *Bull. Soc. anat.*, 1882.

Femme de 39 ans. Envies fréquentes d'uriner, douloureuses, quelquefois avec un peu de sang dans les dernières gouttes. Douleurs sourdes dans la région lombaire. L'on pouvait reconnaître au palper dans la région du rein une tumeur assez volumineuse, douloureuse et qui semblait être le rein lui-même. Mort par suite des progrès de la tuberculose pulmonaire.

Autopsie. — *Poumons.* Infiltration du tiers supérieur des deux côtés par des granulations jaunes, abondantes. En dehors du poumon, l'on ne peut trouver de tubercules que dans l'appareil génito-urinaire.

Rein gauche. — Triplé de volume, présente sur la coupe une cavité centrale formée par la dilatation des calices et du bassinet avec destruction partielle des pyramides et communiquant avec d'autres cavités, toutes tapissées d'une couche de matière caséeuse. La couche corticale, en partie détruite, est farcie de dépôts caséeux et de granulations miliaires. L'uretère atteint presque partout le volume du petit doigt, ses parois sont épaissies, mais il est surtout dilaté. Il est uniformément tapissé d'une couche de matière caséeuse.

Rien du côté du *rein* et de l'uretère droit.

Vessie. — Petite, ratatinée, parois hypertrophiées, muqueuse inégale, ardoisée, parsemée par places de taches ecchymotiques, criblée de granulations tuberculeuses jaunes, surtout cantonnées au niveau du bas-fond.

La trompe de Fallope du côté gauche, dilatée, est tapissée à la face interne d'une couche de matière caséeuse.

Observation X. — Carrié. *Bull. Soc. anat.*, 1878.

Homme de 37 ans. Mictions fréquentes, hématuries légères, intermittentes, quantité de pus considérable dans l'urine.

Autopsie. — *Poumons.* Induration tuberculeuse des deux sommets. Granulations miliaires sur le péritoine, surtout confluentes au niveau de la vessie.

Rein droit augmenté de volume, mou, fluctuant ; la substance médullaire a presque complètement disparu, elle est remplacée par de la matière caséeuse, jaunâtre, abondante ; calices et bassinet dilatés, parois couvertes de granulations tuberculeuses. L'uretère présente la même disposition, mais sa dilatation cesse brusquement un peu au-dessous du hile ; arrivé à ce niveau, il se trouve compris dans une masse lardacée, infiltrée de matière tuberculeuse, et qui l'accompagne jusqu'à la vessie.

Rein gauche, un peu plus gros que normalement, congestion, deux points d'infiltration tuberculeuse. Calices et bassinet dilatés sans trace de tuberculose. L'uretère, dilaté dans toute son étendue, présente un diamètre triple de l'état normal ; on sent des points indurés dans ses parois.

Vessie. — Nombreuses granulations tuberculeuses sur la muqueuse ; la prostate détruite forme une cavité qui communique largement avec la vessie.

Observation XI. — L. Guinon. *Bull. Soc. anat.*, 1887.

Homme de 51 ans, malade depuis 2 ans, signes de tuberculose pulmonaire, et quelques jours après son entrée symptômes de méningite tuberculeuse, et mort dans le coma.

Autopsie. — Tuberculose déjà ancienne des deux poumons.

Rein gauche, petit, transformé en une masse caséeuse jaunâtre, divisée en 4 foyers entourés d'une mince coque fibreuse.

Rein droit légèrement hypertrophié, allongé, d'aspect absolument normal.

Uretères. Le droit est sain. Le gauche est triplé d'épaisseur, dur, et oblitéré dans toute sa longueur, au niveau du hile, il est entouré d'une couche épaisse de graisse. Sa lumière est obstruée par un dépôt caséeux qui double sa paroi interne.

Vessie. — Granulations confluentes et ulcérations du bas-fond et de la portion prostatique de l'urèthre.

Prostate, volumineuse, dure, fibreuse, sans nodules ni granulations. Nodules tuberculeux des épididymes ; granulations miliaires disséminées dans tout le parenchyme du testicule droit.

Observation XII. — Golay. *Bull. Soc. anat.*, 1876.

Homme entré à l'hôpital pour une sciatique double, rebelle, et ayant présenté pendant son séjour à l'hôpital une iritis suivie d'une kératite double.

Albuminurie. A gauche, trajet fistuleux du scrotum, l'épididyme de ce côté est gros ; le malade aurait eu une orchite avec abcès, resté fistuleux pendant longtemps et réouvert depuis peu de temps. Cachexie progressive et mort.

Autopsie. — Rien du côté du *cerveau*. Poussée de granulations tuberculeuses dans les deux poumons.

Rein gauche volumineux présentant à sa surface après décortication de nombreux tubercules. Sur la coupe on trouve cinq petites cavernes du volume d'un pois à parois épaisses, jaunes, anfractueuses ; entre ces cavernes existe un semis abondant de granulations. Le bassinet présente sur sa paroi des tubercules gris, demi-transparents. L'uretère est très épaissi, perméable, sa muqueuse est d'un bout à l'autre couverte d'une éruption confluente de tubercules, ulcères en grand nombre.

Le *rein droit* présente toutes les apparences d'une hydronéphrose, il est cependant un peu plus petit que le gauche. Décortication impossible. A la coupe il s'échappe une substance crémeuse, blanche, ayant l'aspect et la consistance de la crème, nullement liquide ; après l'avoir enlevée au moyen d'un filet d'eau, on voit que le rein est transformé en une série de cavernes communiquant largement entre elles et avec le bassinet dilaté, et largement ouvert par suite de la disparition presque complète des calices et des pyramides. Le bassinet présente des dimensions triples de l'état normal, parois épaissies, muqueuse ulcérée, et même par places de petits décollements.

En essayant d'ouvrir l'uretère on est bientôt arrêté, à 2 centim. 1/2 environ du bassinet, par un rétrécissement très serré ; au milieu de la longueur de l'uretère se trouve une obstruction complète du canal, qui, au-dessous, redevient perméable jusqu'à la vessie. Les parois sont considérablement épaissies et la muqueuse détruite par des tubercules pour la plupart caséifiés.

Vessie. — La muqueuse est couverte de tubercules dans toute son étendue, profondément ulcérée surtout au niveau du trigone.

Tubercules dans l'épididyme et le testicule gauche. Noyaux calcifiés dans la prostate.

Observation XIII. — Cazalis. *Bull. Soc. anat.*, 1873.

Homme de 30 ans. Entre à l'hôpital dans un état de cachexie prononcée, tuberculose pulmonaire déjà ancienne ; du côté du scrotum, plusieurs fistules correspondant aux épididymes ; miction douloureuse, un peu de pus dans l'urine, pas d'albumine ; mort dans le coma.

Autopsie. — Tuberculose avancée des deux *poumons*.

Rein droit, volumineux, présente sur une coupe trois noyaux profonds, formés de matière caséeuse ramollie au centre, et entourés de noyaux caséeux plus petits. Sur la muqueuse du bassinet, on trouve quelques granulations saillantes, translucides, de nature tuberculeuse.

Le *rein gauche* aussi volumineux, présente six ou sept foyers de forme arrondie, formés d'une matière caséeuse, coulant comme du pus dans quelques-uns. Il existe un grand nombre de granulations miliaires dans leur intervalle. La muqueuse des calices et du bassinet est semée d'une grande quantité de petites granulations miliaires, opaques ou jaunâtres, formant par leur réunion de petites plaques très voisines les unes des autres. L'uretère est parsemé de plaques et de granulations semblables, les tuniques sont épaisses, son volume égale à peu près celui d'un crayon, sa consistance est dure, la lumière est rétrécie, mais libre dans toute sa longueur.

Vessie, de volume normal, ses parois ont l'épaisseur ordinaire, la muqueuse est arborisée de teinte ardoisée en quelques places, mais autour du col on trouve quelques petites granulations transparentes ou opaques.

La *prostate* présente une cavité remplie de pus crémeux, et communiquant largement avec l'urèthre. Il existe des lésions tuberculeuses dans les deux *testicules*, les épididymes, les vésicules et les canaux déférents.

Observation XIV. — Newman. *British med. Journ.*, 1889, I.

Garçon de 19 ans, entre à l'hôpital avec des symptômes de tuberculose pulmonaire. Mort quelque temps après.

Autopsie. — *Rein droit*, dégénérescence massive, occupant presque la totalité du rein.

L'uretère de ce côté est oblitéré. Il existe des ulcérations sur la muqueuse vésicale.

Rein gauche, hypertrophié mais sain.

L'auteur, sans fournir plus de détails sur ce fait, le cite cependant comme un cas bien net pour lui de tuberculose descendante avec début rénal.

Observation XV. — Hallé. In thèse de Boursier, Paris, 1886.

Homme de 36 ans. Blennorrhagie à trois reprises différentes. Mictions fréquentes et incontinence. Douleur lombaire augmentée par la pression. Urine trouble pendant toute la durée de la miction. Mort avec des symptômes de méningite tuberculeuse.

Autosie. — *Vessie :* granulations tuberculeuses disséminées, surtout nombreuses autour du col qui est détruit presque entièrement par une ulcération circulaire.

L'uretère droit oblitéré, forme un cordon fibreux qui conduit à un rein atrophié, de forme mamelonnée qui à la coupe est converti en une masse caséeuse remplissant des sortes de pyramides fibreuses à base périphérique, très minces de paroi, à sommet central se confondant avec une masse conjonctive grisâtre qui remplace la cavité du bassinet obstruée. A gauche l'uretère est dilaté, paroi épaissie, semée de granulations tuberculeuses et de points caséeux.

Rein gauche, un peu augmenté de volume, se décortiquant bien ; à la surface, on remarque des granulations analogues à des grains de semoule, semées irrégulièrement en quelques points par amas.

Tuberculose pulmonaire. Méningite tuberculeuse. Noyaux caséeux des épididymes.

Observation XVI. — Hallé. *Loc. cit.*

Homme de 28 ans. Antécédents héréditaires tuberculeux très nets. Il y a 18 mois, hématurie abondante, persistant à des intervalles irréguliers avec douleurs lombaires sourdes, et durant toute la miction qui est fréquente et douloureuse. Fistule urinaire au niveau du périnée. L'urine contient une grande quantité de pus. Rein droit volumineux, douloureux.

Autopsie. — Quelques tubercules crétacés au sommet des deux poumons. Ulcérations de la partie postérieure de l'urèthre.

Vessie. — Toute sa surface est couverte d'ulcérations, en certains points existent encore de grosses granulations jaunes.

Le *rein* et l'*uretère gauches* sont sains et normaux.

Le *rein droit* a le volume d'une tête de fœtus à terme. Il est irrégulièrement bosselé, presque lobé par des foyers fluctuants superficiels.

L'uretère droit forme un gros cordon dur, noueux, du volume du petit doigt ; il existe une péri-urétérite avancée, faisant adhérer l'uretère au tissu cellulaire voisin et au paquet de vaisseaux spermatiques.

A l'ouverture toute la surface de l'uretère, du bassinet et des calices est couverte de lésions tuberculeuses, ulcérations anciennes et gros tubercules jaunes, caséeux, leur cavité est remplie de pus, elle est perméable, non rétrécie, simplement encombrée de produits caséeux. Le tissu rénal a presque complètement disparu ; il est remplacé par un grand nombre de cavernes tuberculeuses, contenant du pus abondant, assez franc, tapissées de fausses membranes caséeuses, s'ouvrant dans les calices dilatés.

Observation XVII. — Jean. In thèse de Guebhard, 1878.

Homme de 66 ans. Cachexie avancée. Difficulté pour uriner, depuis une dizaine d'années ; miction fréquente, douloureuse. Depuis deux mois, hématuries qui ont disparu il y a huit jours ; actuellement douleurs vives à la fin de la miction. Mort.

Autopsie. — Lésions pulmonaires très avancées.

Les deux *reins* sont convertis en cavernes anfractueuses. Il reste à peine un petit îlot de substance saine à la partie supérieure du rein droit. Les uretères très dilatés et épaissis, sont infiltrés de granulations tuberculeuses ; et en certains points on trouve des ulcérations profondes et étendues.

La *vessie* est très dilatée. Toute la surface est parsemée de granulations tuberculeuses ; celles du sommet sont grisâtres, celles de la partie moyenne sont jaunes, indurées ; au niveau du bas-fond et du col vésical, nombreuses ulcérations oblongues, dans l'intervalle desquelles on trouve des granulations ; celles-ci ont envahi la portion prostatique de l'urèthre et existent surtout de chaque côté du verumontanum.

Comme nous le disions en commençant, l'on peut considérer toutes ces observations comme des cas de tuberculose à début rénal, dans toutes, les lésions paraissent plus anciennes comme âge dans le rein, et surtout elles sont beaucoup plus étendues : peut-être dans quelques-unes pourrait-on croire qu'en même temps que le rein, la vessie a pu se prendre par propagation directe des lésions des organes génitaux, en tout cas il n'est guère possible de penser à une propagation de la vessie au rein.

Le mode de distribution des lésions peut encore nous renseigner, non seulement leur distribution dans l'uretère, mais aussi leur distribution dans la vessie.

Lorsque l'on peut assister pour ainsi dire au début des lésions de l'uretère, c'est généralement dans la partie supérieure de ce conduit que l'on trouve les lésions les plus développées, souvent l'on ne trouve encore de granulations que dans les calices, le bassinet et l'origine de l'uretère, il est au contraire exceptionnel de trouver des lésions limitées à l'extrémité inférieure de l'uretère. Nous avons déjà rapporté plus haut une observation de Mossé où l'on trouva, avec des lésions tuberculeuses des deux reins, une seule ulcération occupant le bassinet.

En examinant la vessie par sa face interne, il semble que l'on saisisse quelquefois le point d'inoculation, soit à cause de la localisation particulière des lésions, soit parce qu'elles semblent partir de l'orifice inférieur de l'uretère, pour envahir de proche en proche toute la surface de la vessie.

D'ailleurs, dans toutes les observations avec lésions vésicales, celles-ci sont toujours plus développées au niveau du bas-fond de la vessie, quelquefois même elles n'existent que là, alors même qu'il n'existe du côté de la prostate ou des organes génitaux aucune lésion qui ait pu être le point de départ de cette inoculation.

A l'état normal, l'orifice de l'uretère présente un calibre moindre que le reste du canal, aussi comprend-on que les produits tuberculeux provenant des foyers caséeux du rein puissent être arrêtés en ce point d'où partiront les lésions vésicales.

Dans plusieurs observations nous trouvons signalé ce fait de l'abouchement de l'un ou des deux uretères au centre d'une ulcération occupant le trigone vésical.

Observation XVIII. — Garnier. *Bull. Soc. anat.*, 1859.

Pièces provenant de l'autopsie d'une petite fille de 26 mois, entrée à l'hôpital pour une entérite. Ramollissement et ulcérations de la muqueuse du gros intestin.

Le *rein gauche* est seulement injecté et un peu plus gros qu'à l'état normal, mais le *rein droit* est presque triplé de volume et présente des altérations remarquables. Il est bosselé à sa surface, rénitent sans fluctuation ; en l'incisant, il laisse écouler deux ou trois cuillerées d'un liquide lactescent, puriforme, contenant quelques noyaux d'apparence tuberculeuse. Il est creusé intérieurement de larges vacuoles irrégulières, sinueuses, communiquant entre elles pour la plupart, et avec les calices et le bassinet. Les parois de ces cavités sont tapissées d'une fausse membrane grise, très épaisse, intimement adhérente au tissu rénal. Autour de ces vacuoles, on trouve de petits noyaux tuberculeux, de volume variable, de coloration jaunâtre, et présentant partout la consistance du tubercule cru.

L'uretère se présente sous la forme d'un cordon induré du volume du doigt et se termine dans la vessie par un orifice béant, assez large pour recevoir une plume d'oie. Les parois sont considérablement hypertrophiées, la muqueuse tout entière a disparu pour faire place à une couche tuberculeuse grise, granuleuse et très adhérente. La muqueuse vésicale était saine, excepté dans un rayon d'un centimètre environ autour de l'orifice de l'uretère, où elle était ulcérée. *Utérus* et annexes sains.

Quelques granulations transparentes au sommet du poumon droit.

Observation XIX. — Liouville. *Bull. Soc. anat.*, 1871.

Homme de 33 ans, mort de phtisie pulmonaire.

Les organes urinaires présentaient les lésions suivantes : le *rein droit* renferme des granulations tuberculeuses, de la néphrite caséeuse et dans la muqueuse du bassinet un dépôt abondant de petits calculs de carbonate de chaux. L'uretère droit a les parois épaisses, dures, scléreuses, et sur la muqueuse on trouve des granulations et des ulcérations.

Le *rein* et l'*uretère gauche* ne présentent rien de semblable.

La *vessie* présente des granulations et une ulcération au niveau de l'orifice de l'uretère malade.

La prostate est tuberculeuse, il existe des granulations dans l'urèthre.

Tuberculose pulmonaire. Tubercules dans une des vertèbres avec plaque tuberculeuse dans la dure-mère, à ce niveau, et arachnoïdite spinale.

Observation XX. — Chenet. *Bull. Soc. anat.*, 1874.

Homme de 33 ans. Chaudepisse ancienne guérie. Orchite suivie au bout de quelques mois d'un abcès qui laissa une cicatrice adhérente au testicule. Hématuries. Douleurs rénales violentes. Plus tard, miction douloureuse, l'urine contenait du pus et du sang. Amaigrissement continu, enfin, en une journée, il rendit par l'urèthre une quantité de pus évaluée à deux litres environ. Les urines redeviennent limpides, miction fréquente, écoulement presque continuel d'urine. Au toucher rectal, douleur et gonflement des vésicules séminales. Mort.

Autopsie. — *Poumons.* Tubercules confluents, à divers degrés, dans les deux sommets, granulations dans le reste du poumon. Un peu de liquide louche dans le péritoine, sans adhérences. *Foie* gras, volumineux. Le foie enlevé, on pénètre dans un vaste abcès situé derrière son bord postérieur, et qui s'étend de la région rénale à la face iliaque droite; cet abcès semble complètement enkysté; en aucun point, on ne trouve de surface osseuse dénudée. Le *rein droit* est englobé dans une masse indurée, avec de nombreux foyers renfermant du pus concret. Il adhère au côlon ascendant qu'on entraîne en même temps que lui; l'anse intestinale fendue, on constate la présence de deux petites ulcérations à bords amincis et décollés; ce sont les orifices de trajets fistuleux qui établissent la communication entre les foyers périphériques et l'intestin. Le *rein droit* présente un grand nombre de foyers caséeux qui ont détruit à peu près complètement sa substance; le tissu graisseux du hile est transformé en une masse lardacée qui enveloppe l'uretère. La paroi du bassinet est épaissie et la muqueuse ulcérée. L'uretère a les parois indurées et épaissies, son calice est interrompu à 4 centim. au-dessous du hile, elle se retrouve un peu plus bas, jusqu'à la vessie.

Le *rein gauche* est sensiblement augmenté de volume, il présente à son extrémité supérieure un noyau grisâtre qui semble de nature tuberculeuse. Uretère gauche normal.

Vessie très petite, revenue sur elle-même. Sa muqueuse présente des marbrures foncées et des inégalités nombreuses qui sont dues à la destruction des couches superficielles. La surface est presque entièrement érodée, à part le col, l'orifice de l'uretère droit est ulcéré sur ses bords; à un centimètre au-dessous se trouve une petite ulcération plus profonde.

Lésions tuberculeuses des organes génitaux.

Dans d'autres cas l'on voit l'orifice de l'uretère être le centre d'un foyer de lésions confluentes, ou le point de départ d'une zone d'infiltrations qui tend à envahir de proche en proche les parties voisines.

Dans une observation de Challan il existe autour de chaque

orifice d'uretère une sorte de collerette formée par les ulcérations confluentes en ce point.

Chez un malade d'Hartmann, les granulations partent de cet orifice et forment un cordon de petits grains jaunâtres qui descend vers le bas-fond.

L'on peut rapprocher de ces deux cas un fait rapporté par M. le Dr Reclus, dans lequel les lésions de la vessie formaient de chaque côté du bas-fond une forte saillie partant en arrière des orifices des uretères

Observation XXI. — Challan. *Bull. Soc. anat.*, 1869.

Homme de 26 ans. Tuberculose pulmonaire au second degré. Hémiplégie droite complète. Prostration profonde. Plusieurs hématuries abondantes quelques heures avant la mort qui survient dans le coma.

Autopsie. — Méningite tuberculeuse. Poumons infiltrés de granulations dans toute leur étendue, cavernules aux sommets.

Rein droit volumineux, teinte violacée, présente un ou deux petits tubercules non ramollis.

Le *rein gauche* présente à la coupe une quantité de noyaux caséeux, de consistance ferme, situés surtout au niveau du bord convexe ; il existe également plusieurs poches, tapissées de matière tuberculeuse et contenant un liquide puriforme. L'uretère gauche atteint le volume du petit doigt, les parois sont épaissies et infiltrées de matière caséeuse. Il renferme un liquide analogue à celui que renferment les poches du rein.

Uretère droit normal.

Vessie. — Sur la muqueuse on trouve de nombreuses ulcérations. Elles se trouvent autour de l'embouchure des uretères dans la vessie. Elles sont arrondies, à bords nets, à fond rugueux.

L'embouchure de l'uretère gauche est obstruée par de la matière tuberculeuse non ramollie. Rien dans les autres organes.

Observation XXII. — Hartmann. In thèse de Boursier.

Homme de 34 ans. Début il y a 18 mois par une douleur lombaire gauche s'irradiant vers la vessie. Plus tard douleurs, à la fin de la miction, dans tout le canal. Fréquence des mictions, puis écoulement continuel d'urine, goutte à goutte. Hématurie. Urine trouble purulente. Tous ces accidents reparaissent après une courte période de calme. La mort survient après une période pendant laquelle le phénomène le plus important a été l'intensité des douleurs lombaires, accompagnées de pyurie, hématurie, augmentation de volume du rein gauche.

Autopsie. — Tubercules crus aux sommets des deux poumons.

Urèthre, ulcérations de la portion membraneuse.

Vessie, petite, à parois minces, arborisations violacées sur la muqueuse, plusieurs ulcérations superficielles, de formes irrégulières, arrondies, du volume d'une tête d'épingle, à fond lisse et régulier pour quelques-unes, ou caséeux et jaunâtre. Toutes ces lésions sont plus nombreuses surtout au niveau de la paroi inférieure gauche du réservoir. Au niveau de l'embouchure de l'uretère gauche on trouve un cordon de tubercules caséeux, jaunâtres, du volume d'un grain de chènevis.

A droite, uretère et rein sains. A gauche, l'uretère a le volume d'une plume d'oie, il est adhérent aux tissus voisins. A l'ouverture, on constate un épaississement notable des parois qui atteignent 4 et 5 millim. ; la muqueuse a perdu ses caractères normaux, elle est irrégulière, tomenteuse, jaunâtre. A la partie inférieure, les lésions sont moins marquées dans le trajet intra-vésical, la muqueuse est presque normale, ce n'est qu'à un centimètre au-dessus de l'abouchement que les ulcérations et les dépôts caséeux deviennent confluents au point d'occuper toute la surface de l'uretère. A sa partie supérieure le bassinet est très altéré, l'uretère se continue avec son extrémité élargie. Les calices communiquent entre eux. Le tout se confond en une masse représentant le rein ayant perdu la moitié de son épaisseur.

A la coupe, on constate que tout le rein est transformé en une cavité remplie d'un liquide purulent, limitée par des tubercules caséeux du volume d'un pois qui se rejoignent en formant une coque épaisse. Les restes du rein sont placés dans une sorte de cavité limitée supérieurement par la rate, qui adhère à la cavité, en avant par des tissus lardacés constitués par l'atmosphère cellulo-adipeuse du rein épaissie et altérée. Ces parties forment une sorte de poche à paroi lisse, fermée inférieurement par son adhérence à l'extrémité supérieure de l'uretère, et dans laquelle on aperçoit le rein. En arrière, ces restes de tissu rénal adhèrent au muscle carré lombaire, excepté à la paroi inférieure, où l'on trouve en arrière du bassinet une cavité inégale, à parois irrégulières ne présentant pas dans son épaisseur de granulations tuberculeuses, descendant en bas sous forme de fusée derrière l'uretère et se prolongeant en arrière jusqu'à travers les muscles postérieurs. Cette cavité communique d'une part avec le bassinet, d'autre part avec une masse caséeuse de la substance rénale.

Tuberculose des organes génitaux à droite. Rien à gauche.

Observation XXIII. — Reclus. In thèse de Guebhard, 1878.

Homme de 57 ans, entré à l'hôpital pour un sarcocèle tuberculeux double. Il présente des signes de tuberculose pulmonaire, et a subi l'amputation du poignet, probablement pour une tumeur blanche. Prostate volumineuse, douloureuse. Miction fréquente, douloureuse, pyurie, quelques hématuries ; émission considérable de pus par l'urèthre, due évidemment à l'ouverture de l'abcès prostatique. Mort par les progrès de la cachexie.

Autopsie. — Poumons farcis de tubercules à diverses périodes.

Rein gauche, normal.

Rein droit, volumineux, triplé de volume, fluctuant, et sur la coupe on constate une cavité centrale remplie d'urine purulente et floconneuse, due à la distension des calices et des bassinets, ainsi qu'à une destruction partielle des pyramides de Malpighi. Dans certains points des calices la muqueuse est épaissie et forme une sorte de couenne blanche et tomenteuse d'une épaisseur de 2 millim. environ et qui tapisse les cavités rénales. Par places existent de petites cavernes communiquant avec la première, et remplies de pus et d'urine. Ces altérations sont surtout marquées dans la moitié inférieure, dans la moitié supérieure la substance médullaire paraît simplement refoulée par la dilatation des calices. Mais toute cette partie est parsemée de granulations, dont quelques-unes atteignent le volume d'un pois. En certains points ces granulations forment des stries blanchâtres, régulières, qui alternent avec les lignes rougeâtres des tubes urinifères.

Uretères. — Le gauche est simplement dilaté, ses parois sont peu épaisses et ne paraissent pas altérées. Sa dilatation paraît due à un obstacle au niveau de la pénétration de l'uretère dans la vessie.

L'uretère droit présente une très singulière disposition, il est double, il existe deux bassinets et deux uretères, l'un correspond à la moitié supérieure, l'autre à la moitié inférieure du rein.

Dans le premier, correspondant à la moitié supérieure, qui ne présente que des noyaux tuberculeux et la moins altérée, la muqueuse du bassinet est lisse et normale, peut-être est-elle plus mince et plus transparente, ce qui serait dû sans doute à une plus grande distension; elle n'est pas ulcérée et l'on ne trouve pas de granulations à sa surface. Cette absence de lésions persiste dans les deux tiers supérieurs de son trajet, mais le tiers inférieur au niveau d'un point à limites très précises se rétrécit subitement au point que la lumière du canal permet à peine l'introduction d'une sonde cannelée. La paroi est recouverte d'une couche caséeuse jaunâtre dans toute son étendue, au-dessous de ce point rétréci. Au niveau du point où commence le rétrécissement, bien que le bourrelet soit très net, on aperçoit quelques granulations grises qui remontent vers la muqueuse saine, dans une étendue de 4 à 5 millimètres.

Le bassinet et l'uretère inférieur sont altérés dans toute leur étendue. Les parois ont une épaisseur de 2 à 3 millim. Elles sont blanches, tomenteuses, ressemblent à du tubercule cru. Ce second uretère côtoie le premier et leurs parois sont adossées jusqu'à leur entrée dans la vessie, qui paraît se faire par une ouverture commune.

La *vessie* présente le même aspect que les uretères, les parois très épaissies atteignent par places un centimètre. La face interne est uniformément couverte dans toute son étendue de fongosités vasculaires et ecchymotiques. Le bas-fond est excavé et nettement limité par deux fortes saillies qui partent de l'ouverture des uretères et convergent en avant vers la base de la prostate. Les saillies, les nodules qui tapissent la cavité vésicale sont de volume différent, et varient d'un grain de mil à celui d'un petit pois. Ces fongosités sont très nombreuses au niveau du col de la vessie.

L'urèthre ne présente d'altérations que dans la portion prostatique et présente une série d'orifices communiquant avec l'abcès de la prostate.

En rapportant cette observation M. le Dr Reclus tend à considérer les lésions de la moitié inférieure d'un des uretères comme un cas de propagation de la tuberculose de la vessie à l'uretère. Cependant si l'on peut admettre cette marche pour l'uretère correspondant à la moitié supérieure du rein, faut-il en conclure que nous avons réellement affaire à un cas de tuberculose primitivement vésicale? Ne pourrait-on pas plutôt admettre qu'il y a eu propagation d'un uretère à l'autre, l'intensité des lésions vésicales pouvant être due à la double influence de la tuberculose rénale et génitale.

Cependant la vessie est assez souvent le siège primitif de la tuberculose urinaire, et il devrait être possible de surprendre à son début l'extension de la tuberculose de la vessie à l'uretère, la partie inférieure de celui-ci étant encore seule atteinte, de même qu'il peut n'y avoir que des lésions de sa partie supérieure quand la tuberculose débute pas le rein ; cependant nous n'en avons rencontré qu'un cas, et encore douteux.

Au contraire plusieurs observations montrent l'apparition, du côté des reins et de l'uretère, sous l'influence des lésions vésicales, tuberculeuses, de nouveaux accidents sans qu'il y ait cependant propagation de la tuberculose.

Chez un homme dont l'observation est rapportée par Barety, l'on trouva à l'autopsie des lésions tuberculeuses évidentes de l'uretère droit, du bassinet et des calices avec une augmentation de volume du rein. Du côté gauche l'uretère était transformé dans son tiers supérieur en un filament fibreux, plein, aboutissant à un rein atrophié représenté par une petite masse de tissu rougeâtre ayant la consistance et l'aspect fibreux. Au contraire les 2/3 inférieurs de l'uretère augmentés de volume renferment une matière blanchâtre, puriforme, semi-liquide. La vessie présente de nombreuses granulations surtout au niveau du trigone.

Observation XXIV. — Barèty. *Bull. Soc. anat.*, 1874.

Homme de 63 ans, mort dans le coma deux heures après son entrée à l'hôpital.

Autopsie. — Méningite chronique ; noyau du volume d'un pois dans le corps strié du côté droit.

Pleurésie ancienne à droite, granulations dans les deux poumons.

Rein droit. — Longueur 11 centim., largeur 7 centim. Épaississement notable de la paroi de la moitié des calices, de consistance lardacée. La surface interne et une partie de l'épaisseur de cette paroi dégénérée sont parsemées de grains jaunâtres, consistants ou friables. L'uretère droit présente sur sa longueur 3 renflements durs, ce sont des plaques épaisses, arrondies, aplaties, du volume d'un haricot de moyenne grosseur ; à ce niveau, il offre un diamètre d'un centimètre. Ces plaques sont exulcérées du côté de la cavité de l'uretère et présentent à leur centre de ce côté, un point foncé ayant quelques millimètres dans tous les sens et ressemblant à une eschare. Tout le long de la face interne de l'uretère, on remarque de nombreuses ulcérations, d'autant plus larges et plus rapprochées, qu'on approche de l'extrémité inférieure de l'uretère. L'orifice inférieure est libre ou perméable.

Rein gauche. — Longueur 3 centim. 1/2, largeur 2 centim. 1/2. Atrophié, il est réduit à une petite masse de tissu rougeâtre, ayant la consistance et l'aspect du tissu fibreux. La veine et l'artère correspondantes sont atrophiées. L'uretère gauche est totalement atrophié et réduit à une sorte de filament fibreux dans son 1/3 supérieur ; dans le reste de son étendue il a le diamètre d'un crayon. A ce niveau il est dur, et après incision de la paroi, il s'en échappe une matière blanchâtre, caséiforme, demi-liquide. Diamètre de 8 millimètres.

La vessie contenait une petite quantité de liquide louche, blanc jaunâtre. La surface interne est inégale, mamelonnée, elle présente de nombreuses saillies peu développées. Le trigone vésical est particulièrement recouvert d'une grande quantité de granulations qui ressemblent à celle des poumons.

Grains jaunâtres dans la *prostate*.

Rien dans l'*urèthre* et les *testicules*.

Les *capsules surrénales* augmentées de volume sont transformées en une matière caséiforme, jaunâtre, consistante, en masses irrégulières.

En 1888, Hallé a présenté à la Société anatomique les pièces d'autopsie d'un homme dont l'observation peut se résumer ainsi : lésions tuberculeuses anciennes du rein droit, suivies d'urétérite tuberculeuse, et lésion tuberculeuse ancienne des organes génitaux ayant abouti à la cystite chronique, et consécutivement à la cystite, développement du côté gauche d'une urétéro-pyélite, non tuberculeuse mais purulente avec dilatation. Dans ce cas il n'y a donc pas eu propagation de la tuberculose bien que les lésions vésicales aient retenti sur le rein et l'uretère.

Observation XXV. — Hallé. *Bull. Soc. anat.*, 1888.

Homme de 25 ans, présentant depuis longtemps des troubles du côté des voies urinaires ; miction fréquente, douloureuse, puis véritable incontinence, pyurie constante.

Autopsie. — En dehors de l'appareil génito-urinaire, il n'existe aucune lésion tuberculeuse ou autre.

Rein droit, augmenté de volume, il a perdu sa coloration et sa consistance normales, il présente des bosselures saillantes, blanchâtres, de consistance pâteuse. A la coupe il ne persiste aucune apparence de tissu rénal sain, le rein n'est plus qu'un assemblage de loges arrondies, plus ou moins régulières, variant du volume d'une petite pomme à celui d'une petite noix, parois lisses, cloisons rosées, d'aspect fibreux, elles renferment une masse pâteuse, molle, d'un blanc laiteux. Le bassinet n'est pas dilaté. L'uretère droit est diminué de volume, il a perdu sa flexibilité et la transparence de ses parois. C'est un cordon fibreux, dur, présentant deux points rétrécis, filiformes, l'un au collet du bassinet, l'autre plus bas, et entre les deux, une dilatation ampullaire, fusiforme, remplie de matière caséeuse.

Vessie, petite, du volume d'une noix. Inextensible et limitée par des parois épaisses, dures, grisâtres, d'aspect fibreux. Muqueuse relativement peu altérée, ardoisée, d'un brun verdâtre, elle ne présente pas trace d'ulcérations, à peine quelques reliefs formés par des colonnes musculaires. Il y a seulement cystite interstitielle avec péricystite.

Les embouchures vésicales des deux uretères sont de calibre et d'aspect normaux.

Le *rein gauche* présente toutes les lésions de la pyélite suppurée avec dilatation : large dilatation du bassinet et calices qui ont presque entièrement refoulé le tissu rénal.

L'uretère gauche est dilaté, allongé, flexueux, il a le calibre du doigt, paroi épaisse, fibreuse, violacée, très vasculaire. En plusieurs points de son trajet on voit des épaississements caractéristiques de replis valvulaires formant rétrécissement.

On peut rapprocher de ce fait une observation provenant du service de M. le professeur Verneuil : il s'agit d'un homme atteint d'une cystite tuberculeuse et chez lequel on trouva une oblitération complète de l'orifice de l'uretère gauche, suivie d'hydronéphrose. En dehors de la vessie il n'existait de lésions tuberculeuses dans aucun autre point de l'appareil urinaire.

Observation XXVI. — Leclerc. *Bull. Soc. anat.*, 1882.

Homme de 58 ans, présentant à son entrée les symptômes d'une tuberculose pulmonaire à sa troisième période. Il est atteint d'une hernie inguinale gauche, facilement réductible. L'urine ne sort plus par l'urèthre, et s'écoule par deux fistules du périnée. Les testicules sont le siège d'abcès caséeux, plusieurs fistuleux. Mort quelques jours après l'apparition d'une phlegmatia alba dolens.

Autopsie. — Tuberculose du poumon, tubercules, cavernes et pneumonie tuberculeuses. Tubercules disséminés dans la rate.

Rein droit, dur, granuleux, pas de tubercules.

Rein gauche, atteint d'hydronéphrose, paraît extérieurement formé d'une série de kystes qui se réunissent au niveau du bassinet. L'uretère est fortement dilaté, 2 centimètres de diamètre environ.

Vessie : le bas-fond est couvert d'ulcérations et de tubercules miliaires. Autour de l'embouchure de l'uretère gauche se trouve une inflammation de l'étendue environ de 2 centimètres carrés, et faisant une saillie sur la surface interne de la vessie. L'orifice de l'uretère apparaît au fond d'une cavité en entonnoir. Cet orifice n'est pas perméable, et en pressant sur l'uretère le liquide contenu ne s'écoule pas. L'oblitération paraît due à l'inflammation de cette partie de la vessie. Noyaux tuberculeux dans la prostate.

En étudiant les différentes observations que nous venons de rapporter, il semble que l'on peut rattacher la plupart à la tuberculose descendante. Après le résultat négatif, ou peu probant des expériences que nous avons rapportées, après les faits que nous avons cités de lésions tuberculeuses vésicales ayant réagi sur les uretères à la façon des lésions inflammatoires ordinaires de la vessie, sans propagation tuberculeuse, doit-on rejeter toute idée d'une propagation en sens inverse ? Un certain nombre de faits semblent en prouver la possibilité et nous allons en citer quelques-uns où il semble bien que telle ait été la marche de l'affection.

Observation XXVII. — Rendu. *Bull. Soc. anat.*

Homme de 63 ans. Tuberculose pulmonaire ancienne. Troubles urinaires, miction fréquente, douloureuse. En palpant l'abdomen on sent dans la région hypogastrique une tumeur dure, volumineuse, qui semble constituée par la vessie. Mort au milieu de phénomènes urémiques à marche rapide.

AUTOPSIE. — *Vessie*, très épaissie, ses parois ont plus d'un centimètre 1/2, elles offrent une dureté presque cartilagineuse ; elles sont très vascularisées et adhérentes au tissu cellulaire voisin. La muqueuse vésicale est d'une teinte ardoisée, couverte de granulations tuberculeuses aux divers degrés de leur évolution ; par points il existe des îlots de substance caséeuse qui forment des infiltrations superficielles.

Les *uretères* très dilatés, surtout le gauche, présentent une muqueuse ardoisée, tomenteuse, ils sont remplis d'un liquide purulent ; granulations tuberculeuses miliaires à la surface de la muqueuse.

Reins très altérés. Le bassinet considérablement distendu envoie des prolongements entre les pyramides, aux dépens du parenchyme rénal qui s'est atrophié et rétracté consécutivement, surtout dans sa substance corticale. Celle-ci n'a qu'un 1/2 centimètre d'épaisseur et paraît blanchâtre à l'œil nu, on y voit quelques granulations tuberculeuses. La muqueuse du bassinet ressemble à celle de l'uretère, mais les granulations y sont encore plus rares.

L'examen microscopique du rein y a fait reconnaître les lésions de la néphrite interstitielle arrivées à leur degré le plus avancé.

Il existe une ulcération profonde dans la partie antérieure de la verge.

Les organes génitaux sont sains.

OBSERVATION XXVIII. — MARIGNAC. In thèse de GUEBHARD.

T..., 47 ans. Chaudepisse à 16 ans, sans autre accident depuis du côté des voies urinaires.

En octobre 1877, sans cause appréciable, les mictions deviennent plus fréquentes, jusqu'à 15 et 20 fois dans la journée ; au mois de mai rétention d'urine passagère, depuis les mictions sont restées douloureuses. Peu à peu le malade a perdu ses forces, a maigri, s'est mis à tousser, et a dû entrer à l'hôpital,

État au moment de l'entrée. — Les mictions sont très fréquentes, elles reviennent presque tous les quarts d'heure, un peu moins nombreuses la nuit. Lorsque le malade urine il ressent une douleur qui atteint sa plus grande intensité à la fin de la miction, elle s'irradie depuis la verge et le périnée dans le bas-ventre et aux lombes, la douleur et la fréquence de la miction sont augmentées par la marche et la fatigue.

Les urines sont jaune clair ; à la fin de la miction elles se troublent et, laissées dans un verre, abandonnent un dépôt purulent. Jamais d'hématuries.

Autopsie. — Rien du côté du cerveau et des méninges. Granulations grises ou jaunâtres, peu abondantes au sommet des deux poumons.

Rein gauche assez volumineux, un peu hypertrophié ; sa capsule se détache assez facilement ; au-dessous sa surface est lisse, non granuleuse, mais elle présente de nombreuses taches blanchâtres. Sur une coupe verticale le rein présente une coloration blanchâtre ; sur la portion corticale on voit deux ou trois kystes dont le plus gros atteint le volume d'un noyau de cerise. Les calices et le bassinet sont sains. Le rein droit est un peu atrophié, moins volumineux que le gauche ; la capsule se détache facilement, au-dessous la surface du rein est rouge, lisse, non granuleuse ; sur une coupe verticale le tissu rénal a un aspect gris verdâtre, certains points ont une coloration beaucoup plus accentuée que d'autres ; un peu de congestion au niveau de la ligne de séparation des substances corticale et médullaire.

Les calices et le bassinet sont dilatés ; au niveau de la naissance de l'uretère, le bassinet est parsemé de granulations miliaires grises, qui deviennent jaunâtres dans son intérieur ; sa cavité est tapissée en quelques endroits, pas de pus.

L'examen microscopique du rein a donné à l'état frais par le raclage des cellules épithéliales troubles et granuleuses. Les coupes durcies ont montré une hypertrophie du tissu conjonctif très marquée dans la substance médullaire ; ce tissu conjonctif est parsemé de nombreux noyaux embryonnaires. Dans le rein droit on a trouvé en plusieurs endroits de petites hémorrhagies interstitielles. En somme les reins présentent surtout de la néphrite interstitielle.

La *vessie* présente une grandeur normale, les parois ne sont pas épaissies ; sa couleur est grisâtre, en quelques points elle présente un piqueté rouge dû à des extravasations sanguines. La couche superficielle de l'épithélium semble avoir disparu sur toute l'étendue de la vessie, aussi vue sous l'eau la muqueuse a un aspect villeux ; elles est parsemée de nombreuses granulations tuberculeuses, les unes grises plus abondantes au sommet de la vessie, les autres jaunes, surtout abondantes autour du col et du bas-fond de la vessie.

Le col de la vessie est presque entièrement détruit par la suppuration.

Ulcérations dans la portion prostatique et membraneuse de l'*urèthre*, granulations sur la muqueuse.

Lésions tuberculeuses du testicule, de l'épididyme du canal déférent et de la vésicule du côté gauche ; rien à droite.

Les observations en faveur d'une marche ascendante sont moins nombreuses que les autres, il est vrai que nous n'avons pas voulu rapporter ici des cas où il est bien difficile de se prononcer uniquement sur l'examen anatomo-pathologique.

A la suite d'une observation que nous avons citée plus haut (XXV), Hallé ajoute quelques réflexions dans lesquelles il considère l'état de dilatation ou de diminution de volume de l'uretère comme un caractère important de la tuberculose ascendante. C'est un caractère important de toutes les autres infections rénales à point de départ vésical, mais nous avons déjà vu plusieurs faits où la dilatation de l'uretère était le fait, non d'une urétérite, mais uniquement des lésions tuberculeuses vésicales, et dans l'observation suivante rapportée par Mauclaire, comme un exemple bien net de tuberculose descendante, nous verrons la dilatation des uretères à un degré très avancé.

Observation XXX. — Mauclaire. *Bull. Soc. anat.*, 1890.

Garçon de 12 ans. Miction fréquente, douloureuse ; urine purulente, peu abondante. Mort quelques jours après son entrée.

Autopsie. — *Rein gauche :* volume considérable ; poids 300 grammes, bosselé ; à la coupe on trouve de nombreuses cavernes de la grosseur d'une noix, siégeant au niveau des calices, empiétant sur la substance médullaire et la substance corticale, remplies de matière caséeuse comparable à du mastic. La couche corticale est triplée d'épaisseur, de coloration blanchâtre ; au niveau du hile on trouve des ganglions hypertrophiés et caséeux.

Uretère gauche. — Parois épaissies. Dilatation énorme, granulations tuberculeuses sur la muqueuse et dégénérescence caséeuse très nette dans la partie supérieure de l'uretère.

Rein droit. — Un peu plus petit que le rein gauche : poids 250 gr. Mêmes lésions caséeuses que le rein gauche, mais moins nombreuses.

Uretère droit également dilaté dans toute sa longueur, pas de granulations tuberculeuses sur la muqueuse.

Vessie. — Capacité augmentée. Parois très épaissies, les tuniques muqueuse et musculaire sont hypertrophiées, péricystite très nette. Granulations grises, demi-transparentes ou jaunes, siégeant surtout au niveau du bas-fond vésical et près du col. Les deux lobes de la prostate sont transformés en deux blocs caséeux.

Quelques granulations récentes aux deux sommets et à la base.

Rien dans les autres organes.

L'auteur considère ce fait comme un exemple bien net de tuberculose urinaire à marche descendante.

En résumé, il semble donc que la tuberculose urinaire généralisée débute le plus souvent par le rein et se propage secondairement à l'uretère.

La plupart des faits sont en faveur de cette évolution, et nous en rapportons encore, à la fin de ce travail, plusieurs exemples nets.

Cependant il est impossible en se basant sur l'examen anatomopathologique seul de rejeter complètement l'origine vésicale.

Peut-être, lorsque tout l'appareil génito-urinaire est envahi, peut-on admettre pour la vessie une double origine des lésions : inoculations des produits du rein suivant le cours de l'urine ; inoculation par propagation des lésions des organes génitaux.

CHAPITRE III

Symptomatologie.

Il est bien difficile de décrire une symptomatologie spéciale répondant à ces lésions de l'uretère. Chez tous les malades l'attention est d'abord attirée du côté du rein ou de la vessie. Ce n'est que secondairement, alors que les commémoratifs : antécédents, phénomènes du début, évolution clinique, etc., ont le plus souvent permis de porter d'une façon précise le diagnostic de tuberculose urinaire, que l'on peut songer à préciser encore en cherchant à reconnaître l'état de l'uretère.

Parmi tous les symptômes présentés par le malade, il n'en est guère que deux : la présence du pus dans les urines et la douleur, avec certains caractères, qui puissent être rapportés à une lésion de l'uretère. Les troubles de la miction, fréquence, difficulté, douleur, ne sont attribuables qu'à une affection vésicale.

Si la durée, le moment de l'apparition de l'hématurie, les caractères et la quantité de sang rendu, permettent d'en reconnaître l'origine vésicale ou rénale, rien ne permet, au moins actuellement, de la rattacher à une lésion de l'uretère, si d'autres accidents n'ont pas encore attiré l'attention de son côté.

Nous trouvons noté chez certains malades l'apparition à époques assez régulières de crises douloureuses absolument comparables à des crises de colique néphrétique : la douleur apparaît dans la région lombaire, puis descend dans le flanc et vers l'aine, elle s'accompagne de vomissements, puis cesse assez brusquement au bout de quelque temps. En dehors de tout antécédent de lithiase urinaire, on peut rattacher ces douleurs à l'expulsion à travers l'uretère de fragments de matière caséeuse provenant du rein et à l'oblitération passagère qui en résulte. Mais elles peuvent être également le fait de l'obstacle au cours de l'urine survenant par suite du rétrécissement ou de l'oblitération complète de l'uretère à la suite des modifications de ses parois.

Chez une malade opérée par M. le Dr Tuffier, ces crises douloureuses furent pendant longtemps, avec la fréquence extrême des mictions, le seul symptôme observé : elles survenaient à des intervalles de quinze jours ou de trois semaines d'abord, plus tard plus fréquemment, elles apparaissaient vers 4 ou 5 heures du soir, quelquefois dans la soirée sans que la marche, la fatigue ou qu'une cause quelconque parût avoir une influence sur leur apparition. A aucun moment, on ne trouva chez cette malade de graviers dans les urines malgré de fréquents examens. L'on trouvera plus loin l'observation de cette malade, intéressante également à un autre point de vue (obs. XXXI).

Les modifications de l'urine ne se rattachent qu'à une lésion du rein, et elles ne sont intéressantes à étudier, pour ce qui regarde l'uretère, qu'en ce qu'elles sont surtout symptomatiques d'une urétéro-pyélite avec dilatation du bassinet et des calices.

La quantité d'urine rendue subit des modifications importantes : rarement la polyurie se présente sous forme continue et persistante, presque toujours elle présente des oscillations étendues, elle se montre par crises à des intervalles plus ou moins rapprochés, et peut durer quelques heures ou se prolonger plusieurs jours. Cette polyurie intermittente est remarquable par la limpidité des urines, contrastant avec l'état habituel des urines à dépôt purulent qui existaient avant la crise, et qui vont reparaître après.

La pyurie est un caractère moins important ici que dans d'autres infections de l'appareil urinaire, elle n'existe d'ailleurs qu'à une période avancée de la maladie. Elle a pour caractère essentiel d'être constante, et l'urine examinée par le procédé des deux verres présente la même quantité de pus dans les deux. Examinée après un long repos, l'urine reste trouble, il ne s'est formé que difficilement un dépôt. Dans ces conditions la persistance de l'acidité de l'urine, coïncidant avec la polyurie intermittente, doit faire songer à une lésion rénale.

L'oblitération passagère de l'uretère peut amener une cessation brusque de cette pyurie qui peut alors reparaître d'une façon non moins soudaine, l'urine présentant tout à coup de grandes quantités de pus, sorte de décharge purulente qui a reçu par comparaison le nom de vomique rénale.

L'extension de la tuberculose à la vessie modifie ces différents caractères de l'urine et ne permet guère de leur attribuer une grande valeur diagnostique.

Les différents modes d'exploration peuvent nous fournir des renseignements sur l'état de l'uretère. Nous ne parlerons pas des différentes méthodes de cathétérisme des uretères, ni de leur exploration par les procédés d'éclairage de la vessie : outre qu'elles seraient ici d'une utilité peut-être contestable, le mauvais état de la vessie exposerait le malade, par leur emploi, à des accidents, souvent graves et peu en rapport avec le bénéfice qu'il en pourrait retirer.

Il ne nous reste donc à examiner que le palper et le toucher rectal ou vaginal.

L'examen du rein par le palper abdominal ou la recherche du ballottement renseigneront sur son augmentation de volume, et chez certains sujets à paroi abdominale facilement dépressible, l'on pourrait se rendre compte de l'état de l'uretère en recherchant ses changements de volume ou sa sensibilité.

Par le palper on peut sentir immédiatement au-dessous de la tumeur rénale l'uretère comme un cordon dur, pouvant atteindre le volume du doigt, et douloureux à la pression, mais le lieu d'élection pour l'exploration méthodique de l'uretère est le point où il pénètre dans l'excavation pelvienne. Au niveau de l'articulation sacro-iliaque de chaque côté.

L'on a indiqué depuis longtemps un point de repère permettant de trouver cette région à travers la paroi abdominale antérieure.

Ce point accessible de l'uretère répond de chaque côté à l'entrecroisement de deux lignes, l'une horizontale réunissant les deux épines iliaques antérieures et supérieures, l'autre verticale passant de chaque côté par l'épine du pubis. C'est à ce niveau que l'on atteindra le plus facilement l'uretère, surtout dans les cas où il existe une péri-urétérite bien développée.

A défaut de renseignements sur les changements de volume, la palpation permet d'explorer la sensibilité de l'uretère en le comprimant sur le plan résistant avec lequel il se trouve en rapport en arrière.

L'uretère est encore accessible dans sa partie inférieure chez l'homme par le toucher rectal, chez la femme par le toucher vaginal. Ces procédés d'exploration n'ont fourni que peu de résultats chez l'homme, et les différents cas où il a été possible par le toucher rectal, de constater au niveau de la terminaison de l'uretère un empâtement douloureux à la pression ne se rapportant pas à la question qui nous occupe.

L'exploration vaginale a réussi plus souvent chez la femme. L'uretère est, en effet, accessible chez elle par le vagin, dans sa portion pelvienne sur une étendue de 6 à 7 centimètres : la malade sera laissée dans le décubitus dorsal, l'on touchera successivement avec les deux mains pour explorer chaque côté. Dans ces conditions, si l'uretère est atteint il est possible d'apprécier son volume ou de réveiller sa sensibilité sur le trajet d'une ligne se portant de chaque côté vers le ligament large.

En combinant le palper hypogastrique au toucher rectal ou vaginal on peut faciliter cette manœuvre.

Dans l'observation déjà citée de M. le Dr Tuffier (obs. XXXI), le toucher vaginal permit de sentir l'uretère gauche « un peu plus volumineux et sensible à la pression ».

Dans un cas rapporté par Schmitt (obs. XLI), chez une femme qui présentait une tumeur du rein gauche, le toucher vaginal montra une tuméfaction de la terminaison d'un des uretères dans la vessie, et quelques jours après l'autopsie, permit de vérifier le diagnostic de tuberculose généralisée de l'appareil urinaire.

CHAPITRE IV

Diagnostic. Pronostic.

La propagation à l'uretère de la tuberculose du rein ou de la vessie est une complication fréquemment rencontrée, mais dans la majorité des cas elle n'est constatée qu'à l'autopsie : au milieu des phénomènes provoqués par les lésions du rein et de la vessie, les symptômes dus à l'envahissement de l'uretère passent inaperçus, ou tout au moins ne sont pas recherchés. Cependant les modifications de l'uretère sont souvent assez importantes pour rendre le diagnostic facile.

En présence d'une augmentation de volume du rein avec localisation des premiers accidents de son côté, avec une pyurie abondante, constante, présentant des interruptions brusques, complète, sans antécédents du côté de la vessie, blennorrhagie ou autre, sans rétrécissement, l'on doit songer à l'envahissement de l'uretère dont la partie supérieure dilatée participe aux changements de volume du rein. Les antécédents héréditaires ou personnels, les commémoratifs permettent de penser à la tuberculose et la recherche des bacilles dans l'urine complétera le diagnostic.

Au cours de la cystite tuberculeuse, l'exploration méthodique de l'extrémité inférieure de l'uretère par le toucher, ou par le palper abdominal, permettra de reconnaître son envahissement.

Mais il est assez rare de rencontrer la tuberculose généralisée de l'appareil urinaire sans extension à l'appareil génital et dans ce cas il est plus difficile de reconnaître dans les symptômes fournis par le toucher, ce qui appartient à l'uretère, et ce qui appartient aux organes du petit bassin chez l'homme et chez la femme.

Vers la fin d'une blennorrhagie ou au cours d'un écoulement chronique, l'apparition d'une sensation de pesanteur douloureuse au périnée, suivie bientôt de ténesme anal et vésical, de dysurie, de défécation pénible et douloureuse, annoncent l'apparition de la prostatite aiguë, mais les commémoratifs et l'examen local permettront de rapporter ces accidents à leur véritable cause. Mais la prostatite en rendant difficile l'exploration du bas-fond de la vessie, empêche de reconnaître l'état des uretères. Elle peut elle-même être envahie par la tuberculose qui revêt quelquefois une allure inflammatoire, et dans ce cas, c'est l'examen des épididymes et des vésicules séminales qui montrera le plus souvent la vraie nature de la maladie.

L'uretère n'est accessible chez l'homme que dans une assez courte étendue par le toucher rectal, et encore à ce niveau il affecte des rapports immédiats avec les vésicules séminales, aussi est-il assez difficile, en constatant par le toucher sur une des vésicules séminales, un gonflement douloureux, de distinguer ce qui tient à la vésicule et ce qui tient à l'uretère, si les renseignements et l'examen du malade n'ont déjà montré chez lui l'existence de lésions des voies urinaires. L'inflammation aiguë ou chronique des vésicules séminales survient surtout au cours de la blennorrhagie, dans les écoulements chroniques, chez les prostatiques, les rétrécis. La douleur avec irradiations variées, spontanée ou pendant la défécation ; l'éjaculation également douloureuse, avec présence de sang ou de pus dans le sperme, l'apparition fréquente, sans cause appréciable d'épidydémites, tous ces signes montreront l'existence d'une inflammation des vésicules séminales.

Le canal déférent est ordinairement pris à la fois dans toute son étendue, aussi ses lésions sont-elles faciles à reconnaître, seulement étant donnés les rapports immédiats du canal déférent avec l'uretère dans sa portion pelvienne, l'on devra songer à la possibilité de voir les lésions se propager d'un conduit à l'autre.

Chez la femme l'on pourrait songer également à une lésion des organes génitaux, en présence des signes fournis par l'exploration de l'uretère. L'examen du rein et de la vessie permettra d'écarter déjà l'ovarite et la salpingite. Si l'ovaire n'est pas déplacé, il n'est pas accessible dans la zone occupée par les uretères sur la paroi antérieure du vagin, et la trompe dilatée forme une tumeur trop volumineuse pour qu'on puisse la confondre avec l'uretère.

Chez les calculeux les phénomènes douloureux qui constituent la colique néphrétique constituent souvent le premier symptôme, et sont suivis de l'expulsion de graviers. Les symptômes dus au déplacement des corps étrangers à travers le réservoir urinaire sont provoqués souvent par la marche et la fatigue. Chez ces malades la cystite ne se montre que tardivement, elle fait souvent même défaut.

La propagation de la tuberculose à l'uretère n'augmente pas en elle-même la gravité du pronostic, cependant par l'influence qu'elle peut avoir sur la marche de la tuberculose rénale, elle aggrave le pronostic. En effet l'oblitération d'un des uretères avec destruction plus ou moins complète d'un des reins laisse le malade exposé aux accidents urémiques, terminaison fréquente de la tuberculose urinaire.

CHAPITRE V

Traitement.

Nous n'avons que peu de chose à dire du traitement de la tuberculose de l'uretère. Ayant affaire ici à une manifestation locale d'un état général c'est d'abord à cet état général que l'on devra s'adresser en instituant un traitement tonique reconstituant, basé sur l'emploi de l'huile de foie de morue, de la créosote, du quinquina, de l'arsenic, des diverses préparations du fer. L'on pourra y adjoindre l'hydrothérapie, ou même l'influence d'un changement de climat.

En même temps que cette médication tonique générale peut-on chercher à agir localement sur l'appareil urinaire ? Les différents antiseptiques employés, salol, borate de soude, n'ont guère donné de résultat. Les différents procédés de cathétérisme des uretères pourraient permettre, au moins chez la femme, étant donnée leur difficulté d'application chez l'homme, d'agir directement sur les lésions de l'uretère, du bassinet et de la partie voisine du rein.

C'est surtout Bozeman qui a essayé d'agir d'une façon plus directe, et son procédé, qui n'est applicable que chez la femme, consiste dans la création d'une fistule au niveau des angles du trigone : kolpo-urétéro-cystotomie, fistule qui permet, d'après l'auteur, mieux que tout autre procédé, l'examen des affections de la vessie, de l'uretère et des reins. Ce procédé présenterait encore plus d'avantage, au point de vue thérapeutique qu'au point de vue diagnostic. On peut par ce moyen faire des lavages de l'uretère et du bassinet et chasser le pus et l'urine ammoniacale, le malade ne court aucun des dangers que présentent la néphrectomie ou la néphrotomie. Les contre-indications à ces opérations que l'on tire de l'état du rein du côté opposé à la lésion n'existent pas pour la kolpo-urétéro-cystotomie.

Les deux observations rapportées par Bozeman ne se rapportent pas à des lésions tuberculeuses, et son procédé n'a pas donné même dans des cas analogues à ceux de l'auteur tous les résultats attendus : nous n'avons pu trouver de faits où ce mode de traitement ait été appliqué dans le cours de la tuberculose urinaire, nous ne pouvons donc nous prononcer sur sa valeur.

Si ce procédé donnait des résultats favorables l'on pourrait chez l'homme songer à aborder les uretères par la taille hypogastrique.

Dans les opérations pratiquées sur le rein au cours de la tuberculose urinaire, et surtout dans la néphrectomie, l'état de l'uretère ajoute à la gravité de l'opération l'impossibilité d'enlever complètement l'uretère avec le rein, expose le malade à la persistance d'une fistule quelquefois intarissable, d'où l'indication d'isoler l'uretère autant que possible pour en réséquer la plus grande partie avant de lier le pédicule du rein (observ. XXXII).

CONCLUSIONS

I. — La tuberculose de l'uretère est toujours une manifestation secondaire survenant au cours de la tuberculose d'un autre appareil, ou d'un organe voisin, rein ou vessie.

II. — Dans la tuberculose urinaire, la tuberculose de l'uretère peut être primitive ou secondaire.

III. — Elle est rarement primitive, l'uretère étant envahi par les lésions de voisinage : abcès froid ossifluent, abcès péri-rénal tuberculeux.

IV. — Elle est plus souvent secondaire, résultant de la propagation à l'uretère des lésions tuberculeuses du rein ou de la vessie.

V. — D'après l'étude anatomo-pathologique des différents faits publiés, il semble que la propagation se fasse plus souvent suivant le cours de l'urine, du rein à l'uretère.

VI. — Cependant quelques faits prouvent nettement la possibilité d'une marche ascendante de la vessie à l'uretère. D'autre part il n'est pas rare de voir survenir au cours de la tuberculose vésicale, du côté du rein et de l'uretère, des lésions d'urétéro-pyélite ascendante non tuberculeuse.

VII. — La tuberculose de l'uretère ajoute à la gravité du pronostic de la tuberculose urinaire : sous l'influence des modifications survenues dans la perméabilité de son conduit excréteur, le rein subit la dégénérescence caséeuse massive, ou présente les lésions de l'hydronéphrose.

VIII. — En exposant le malade à la persistance d'une fistule tuberculeuse, elle ajoute également à la gravité des opérations qui se pratiquent sur le rein.

P[illegible]ICATIVES

Ob[illegible] D[r] [illegible]IER. *Archiv. gén. de médecine*, 1892.

M[me] H... 28 ans, [illegible]femme grande et forte, ne présentant aucune apparence de tuberc[illegible] Elle nous a été amenée pour la première fois par M. le D[r] Parmen[illegible]ur des accidents de colique néphrétique qui n'ont fait que s'accroît[illegible]uis cette époque.

Les seuls *antécédents* [illegible]es de remarque sont : une tuberculose pulmonaire chez une de ses [illegible]rs il y a quinze ans ; tous les autres membres de sa famille sont en [illegible]faite santé.

Sa première enfance e[illegible] adolescence n'ont été marquées par aucune manifestation scrof[illegible]. Réglée à 14 ans, elle accouchait à 22 ans, d'un enfant qu'elle a n[illegible] elle était alors d'un embonpoint assez marqué.

C'est au commencem[illegible] l'année 1889, que débutèrent les premiers symptômes de la mala[illegible]elle. Elle eut des envies d'uriner fréquentes, impérieuses, se r[illegible] toutes les deux ou trois heures. Un traitement purement méd[illegible]r les bains, les tisanes, calma cette cystite. Mais en novembre 18[illegible]paraissent de nouveaux accidents nettement imputables au rein g[illegible] ce sont de véritables coliques néphrétiques. Elles débutent dans [illegible]on lombaire, s'irradient dans le flanc et dans l'aine, acquièrent u[illegible]nsité assez vive pour immobiliser la malade, le corps en flexion[illegible] s'accompagnent de vomissements répétés. Après une heure o[illegible] de souffrance, brusquement la douleur cesse. C'est en général v[illegible]u 5 heures du soir que ces accidents éclatent ; ils ne sont pas su[illegible] polyurie, ni d'évacuation de pus. Les crises se répètent tous les [illegible]s, toutes les 3 semaines ; elles surviennent sans aucune cause ap[illegible]ble ; en tout cas elles ne sont influencées ni par la marche, ni pa[illegible]tigue.

En avril 1889[illegible]rmentier constatait déjà une légère augmentation de volume du rein gauche, des urines muco-purulentes, sans gravelle; la malade avait un peu maigri, si bien qu'il portait le diagnostic de tuberculose réno-vésicale. En septembre de la même année je constatai avec lui cette augmentation de volume du rein, mais les phénomènes de cystite avaient en grande partie disparu. En revanche par le toucher vaginal je sentais l'uretère gauche un peu plus volumineux et sensible à la pression; il n'y avait jamais eu traces de sable dans les urines. Je pensai à une tuberculose du rein et je prescrivis un traitement général dont l'huile de foie de morue et l'hygiène alimentaire formaient la base. L'examen du dépôt purulent de l'urine n'avait fait constater la présence d'aucun bacille.

Plusieurs mois se passèrent sans amélioration bien notable, mais sans aggravation. Vers le commencement de février une des crises se complique d'une légère hématurie. Puis, les crises douloureuses se rapprochèrent de plus en plus, si bien que tous les dix ou douze jours la malade était arrêtée pendant 24 ou 48 heures par ses accès douloureux, véritables coliques néphrétiques, sous cette influence l'état général fléchit un peu, et, vers le commencement de décembre, Mme H..., venait réclamer une opération qui put la débarrasser de ses douleurs. Je constatai alors que le rein gauche était augmenté de volume. Après avoir essayé des hypnotiques divers pendant un mois, je me décide à l'opérer le 5 janvier 1892.

Avec l'aide de MM. les Drs Parmentier, Janet et Bressel je pratique la néphrectomie lombaire, la malade étant dans le décubitus latéral droit : incision très oblique presque parallèle à la douzième côte; abord facile du rein; dénudation de sa capsule propre. Je trouve le rein farci de tubercules variant du volume d'une petite noix à celui d'un grain de millet : La glande augmentée de volume est dure, scléreuse. J'incise la capsule propre du rein et je la sépare facilement, rapidement et complètement du parenchyme dans toute son étendue. Arrivé sur le hile je l'isole facilement et je place deux pinces courbes. Je ferme la plaie lombaire en étages, mais je la draine, parce qu'un des petits abcès superficiels du rein s'est ouvert pendant l'extirpation. Pansement ordinaire.

Le lendemain la température est à 37°, quelques vomissements chloroformiques. Urines, 300 grammes. Le surlendemain pas de vomissements; la malade prend : champagne, glace, lait. Urines, 500 grammes, claires. On enlève le drain. Dès le 8 janvier, l'opérée s'alimente, elle ne souffre en aucune façon ; elle urine 800 grammes. Au septième jour les fils sont enlevés ; la quantité d'urine atteint presque 2 litres ; la réunion est parfaite, il ne reste plus que l'orifice du drain. La malade est en pleine convalescence.

Depuis, elle est restée complètement guérie de ses douleurs, et elle a repris ses travaux habituels, ses urines sont claires.

L'examen du rein par M. Parmentier montre une tuberculose diffuse dans toute l'étendue de l'organe, et plusieurs petits foyers de ramollissement dont l'un situé à l'extrémité d'une pyramide est sur le point de s'ouvrir. Le bassinet est absolument intact, il n'est pas distendu, et n'offre pas trace de lésion tuberculeuse appréciable à l'œil nu ou au microscope.

Observation XXXII. — Dr Tuffier. *Semaine méd.*, 1892.

L..., 18 ans, employé de bureau, entre le 11 septembre 1891 salle Barth. Il ne présente rien d'intéressant dans ses antécédents héréditaires ni dans son passé personnel. Les accidents pour lesquels il entre à l'hôpital ont débuté il y a 3 ans 1/2 par des douleurs siégeant au niveau de l'hypochondre droit et du foie. Ce fut d'abord un endolorissement de la région qui fit place à des sensations de piqûres, d'élancements, et, fait curieux, ces accidents ont été toujours notablement aggravés par la marche, la fatigue. Quelquefois même les crises qui duraient plusieurs heures étaient si violentes que le malade perdait connaissance. Ces crises n'avaient aucune relation avec la digestion.

Le malade était pris parfois de vomissements alimentaires, bilieux et même sanguins qui se répétaient plusieurs fois par jour pendant cinq, six, sept jours ; mais depuis cinq mois ils ont disparu. Il n'a jamais eu aucun accident hépatique. C'est depuis trois mois environ que l'état général qui jusqu'alors était resté satisfaisant a notablement faibli ; les douleurs sont devenues subintrantes, une petite toux sèche se manifeste le soir en même temps qu'une sensation de fièvre et des sueurs nocturnes. Il n'a jamais eu d'hémoptysie, mais il a beaucoup maigri et ses forces ont diminué, si bien que deux mois avant son entrée à l'hôpital il a dû quitter son travail.

A son entrée nous trouvons au niveau du flanc droit une tuméfaction intra-abdominale douloureuse. La région du flanc est légèrement bombée en dehors, à la palpation on trouve une énorme tumeur allant de la fosse iliaque presque sous les fausses côtes où elle semble se perdre. Cette masse est régulière et lisse; ses contours sont arrondis et très nets, par le palper bimanuel on la limite facilement, elle est ferme, rénitente et présente une fluctuation profonde peu marquée, à la percussion au niveau du flanc elle est mate ce n'est qu'en approchant de la ligne médiane qu'on trouve sa partie la plus interne sonore, et par conséquent recouverte par l'intestin. Toute cette zone de matité se continue en haut avec celle du foie, lorsqu'on cherche à provoquer le ballottement rénal on obtient une sensation de mobilité, plutôt que de ballottement. L'examen des divers appareils permet de constater les symptômes suivants .

L'appareil génito-urinaire paraît indemne, les testicules, les épididymes, la prostate et les vésicules séminales ne présentent pas de lésion appréciable. Les mictions ne sont ni fréquentes, ni douloureuses ; les uretères n'ont aucune augmentation de volume ni de sensibilité; l'urine est absolument claire et limpide, ne contient pas de sang. Elle renferme 18 gr. d'urée par litre, ce qui cadre bien avec l'aspect du malade et l'alimentation relativement peu abondante. L'examen bactériologique pratiqué par M. le Dr Jacquet donne des résultats absolument négatifs. En somme, l'ensemble de l'appareil ne présente pas de lésion appréciable. Il en est de même du tube digestif et de l'appareil circulatoire : du côté du poumon la respiration est un peu soufflante au sommet droit, elle est normale dans tout le reste de la poitrine, pas de crachats caractéristiques.

Pendant tout son séjour dans le service le malade n'a présenté que les accidents suivants : insomnies, léger œdème du côté des cuisses, température oscillante entre 37°,5, et 38°,5, amaigrissement progressif. Dans ces conditions je portai d'accord, avec M. Millard, le diagnostic de pyélo-néphrite du rein droit avec oblitération probable de l'uretère.

Je pratiquai une ponction de la tumeur avec une seringue de Pravaz, l'examen bactériologique du pus fait par M. Jacquet en montra la nature tuberculeuse. Je complétai ce diagnostic en affirmant l'intégrité du rein gauche : je me basai pour cela sur l'apparence normale de l'urine et sur la dose physiologique de son contenu en urée et en sels.

Les accidents progressivement menaçants me conduisirent à proposer d'abord une néphrotomie que l'on ferait suivre rapidement d'une néphrectomie secondaire précoce, et mon diagnostic sur l'état des deux reins était exact.

Opération le 27 septembre. Incision lombaire suivant l'angle de la 12e côte et de la masse sacro-lombaire et allant de la 11e côte à la crête iliaque. Les divers plans incisés, nous trouvons le rein facilement reconnaissable, un peu décoloré, nettement fluctuant. Je l'incise au bistouri et il en sort deux litres d'un pus crémeux et filant, j'amène les bords de mon incision rénale à la peau et je les suture au moyen de 4 fils de soie prenant le parenchyme et la capsule. L'exploration de cette cavité avec l'index introduit dans la plaie, l'autre main placée sur l'abdomen pour amener les divers points de la tumeur en contact avec l'index, ne nous font constater ni anfractuosités, ni épaississements. Toutes les manœuvres instrumentales pour amener à déceler la présence et le siège de l'uretère restent vaines : la poche semble close de toutes parts ; les parois sont très épaisses, infiltrées de granulations grisâtres. Tamponnement et pansement à la gaze iodoformée.

Dès le lendemain la température tombe à 37°, les douleurs ont disparu, et peu à peu les jours suivants l'état général s'améliore, l'appétit revient, mais la suppuration persiste, abondante, la poche revient peu à peu sur elle-même.

Dans ces conditions de suppuration prolongée et de nature tuberculeuse, la néphrectomie secondaire précoce me paraît indiquée, car le rein du côté opposé est sain, ainsi qu'en témoigne la quantité d'urine qui a toujours été normale et n'a jamais contenu ni pus ni sang. Du côté de la plaie lombaire, la suppuration est compliquée au bout de 3 jours d'une quantité notable d'urine ainsi qu'en témoignent l'odeur caractéristique et l'analyse chimique. Le palper lombo-abdominal montrait encore l'existence d'une tumeur du volume d'une tête de fœtus formée par le rein hypertrophié.

En présence de ces accidents je pratiquai la néphrectomie seconcondaire précoce le 10 novembre. Incision lombaire parallèle à l'incision de la néphrotomie, mais en avant d'elle. Dissection des différents plans jusqu'à la capsule du rein. Dissection et extirpation du trajet fistuleux.

La capsule du rein se laisse facilement décoller dans toute son étendue. Bien que la tumeur soit très volumineuse, je manœuvre facilement à travers mon incision et toute la surface de la tumeur libérée, je ne suis plus arrêté que par le pédicule du rein. Je le prends entre les doigts et je place au-dessous une pince longuette courbe. Je sectionne le pédicule au-dessus et j'extirpe le rein qui, vide de pus, pèse 580 gr. Lavage de la loge au sublimé ; drainage avec la gaze iodoformée ; suture de toute la plaie.

Le lendemain, la température tombe à 37°, la pince est enlevée le soir, quelques vomissements entravent l'alimentation.

Des pansements sont faits tous les deux jours et l'on remplace la gaze iodoformée par un tube à drainage. Les urines qui avaient d'abord diminué, 500 et 700 gr. les deux premiers jours, remontent à 1100 gr. le 4e jour.

La poche revient sur elle-même, l'état général s'améliore jusqu'au 25 novembre, époque à laquelle il ne reste plus qu'un trajet fistuleux, Mais le tube digestif ne supporte plus la suralimentation, l'appétit est moins bon, le malade dort difficilement, cependant rien n'explique cet état.

Sorti le 3 décembre, présentant encore une fistule, de peu d'importance, mais présentant un état général peu satisfaisant qui nous fait croire à l'évolution possible d'une tuberculose en un autre point, sans que rien cependant vienne le démontrer.

Le rein enlevé est très volumineux, à la coupe on trouve à peine au lieu de la cavité qui contenait deux litres de pus une anfractuosité du volume d'une petite mandarine, tout le reste de la tumeur est formé par une substance rougeâtre parsemée de petits points jaunes tuberculeux.

Observation XXXIII. — Communiquée par M. le Dr Girode (inédite).

E..., 40 ans, entre à l'hôpital le 2 août 1888. Le malade est de souche tuberculeuse. Il a souffert en 1887 d'une gastrite alcoolique. En décembre 1887, attaque de rhumatisme articulaire aigu franc, vite amélioré par le traitement salicylé. Reprise subaiguë en mars, et au cours de cette atteinte, pleuro-pneumonie gauche, bâtarde et deux poussées d'apoplexie pulmonaire avec expectoration hémoptoïque. Le malade sort en juin en toussant encore un peu. Dès le mois suivant, les phénomènes thoraciques s'accentuent avec les phénomènes généraux trahissant la tuberculose. Le malade entre de nouveau à l'hôpital. Il présente alors les signes d'une phtisie confirmée avec une localisation massive au sommet du poumon gauche. Ce foyer s'excave rapidement.

1er octobre. Depuis quelques jours le malade accuse des douleurs à la région lombaire avec quelques irradiations dans l'abdomen et la région sus-pubienne. Ces douleurs sont continues. Les mictions sont devenues fréquentes, impérieuses, l'expulsion des urines se fait d'une manière variable, tantôt assez facilement, souvent goutte à goutte avec des douleurs intolérables. Parfois, arrêt brusque du jet ; à plusieurs reprises, incontinence d'urine.

Les urines présentent à peu près les mêmes caractères au début et à la fin des mictions calmes pendant lesquelles le malade rend par exemple, 150 à 200 grammes d'urine. La quantité journalière est difficile à apprécier mais ne dépasse pas 500 grammes. Les urines sont troubles, lactescentes, un peu fétides ; il se dépose au fond du verre une masse muco-purulente abondante. Au microscope, on reconnaît de nombreux leucocytes englués de filaments muqueux et relativement beaucoup d'hématies. L'urine se prend en masse par la chaleur après acidification et filtration. Ces phénomènes urinaires s'aggravent jusque vers la dysurie et la strangurie. Pas d'hématurie vraie. Le malade succombe au milieu d'accidents fébriles.

Autopsie. — Le *rein droit* est notablement augmenté de volume et un peu bosselé par en haut. A la coupe, presque toute la partie supérieure est occupée par une formation tuberculeuse ramollie et en partie excavée. La caverne rénale est comme arborescente et communique largement avec le bassinet dilaté. Celui-ci est deux fois plus large qu'à l'état normal et se continue par en bas avec un uretère uniformément dilaté et cylindrique dépassant le volume du pouce. Le calibre de l'uretère diminue seulement à un centimètre de l'ouverture vésicale qui n'est pas béante, mais laisse passer une baguette de verre de 5 millimètres de diamètre. La consistance de la paroi urétérale est plus ferme, le conduit est notablement épaissi. Le calibre est modifié par places, du côté interne par des mamelons rougeâtres, des brides d'apparence inflammatoire. Mais partout la surface de l'uretère et du bassinet est occupée par une ulcération totale : à la place de la muqueuse est une surface rouge presque fongueuse, sur laquelle tranchent de petits grains tuberculeux miliaires ou parfois de gros tubercules dépassant le volume d'un pois, sur les coupes la paroi urétérale se montre profondément infiltrée par le même processus tuberculeux.

La *vessie* est petite et contient un peu d'urine purulente. Sa paroi est épaissie, sa surface interne rouge et inégale, très vivement enflammée. Il existe un semis de tubercules rayonnant autour de l'uretère droit, un groupe discret dans le bas-fond, enfin une éruption très abondante au voisinage du col. Le reste de l'appareil urinaire et l'appareil génital sont exempts de lésions tuberculeuses.

Les *poumons* montrent les lésions de la phtisie ulcéreuse avec une poussée granulique discrète et récente.

Observation XXXIV. — Lancereaux, in thèse de Gaultier.

Homme de 60 ans. Tuberculose ancienne du poumon.

Infiltration granuleuse du *rein droit*. Granulations tuberculeuses, confluentes sur les calices, le bassinet et l'uretère. *Rein gauche* petit renfermant des masses caséeuses dans toute son étendue. *Uretère :* mêmes lésions que du côté opposé. Dilatation des orifices des uretères à leur entrée dans la vessie. Leur ouverture est circonscrite par une collerette de tissu caséeux. Granulations et ulcérations vésicales.

Observation XXXV. — Lancereaux. *Loc. cit.*

Femme de 29 ans. Tuberculose ancienne du poumon et de la plèvre. *Reins* volumineux. Rein droit lobulé, présente des bosselures grisâtres. Bassinet distendu. L'uretère a pris le volume du petit doigt ; il forme une corde dure qui s'étend du bassinet à la vessie. Calibre diminué par l'épaississement de la muqueuse couverte de granulations. Rien du côté gauche.

Granulations abondantes sur la muqueuse vésicale.

Observation XXXVI. — Lancereaux. *Dict. encyclop. sciences méd.*, art. Rein.

Homme de 26 ans. Les reins présentent dans la substance médullaire des masses caséeuses, dans la substance corticale des granulations tuberculeuses jaunâtres, dont quelques-unes commencent à se ramollir au centre.

La vessie et les uretères sont ulcérés. Corpuscules de Pachioni hypertrophiés. Granulations dans le poumon. Foie gras.

Mort dans le coma; œdème des membres inférieurs; agitation, délire.

Observation XXXVII. — Lancereaux. *Loc. cit.*

Femme de 46 ans. *Rein droit:* foyers dans les pyramides de Malpighi renfermant une matière molle, jaunâtre, composée de petites cellules rondes et de grosses cellules granuleuses. A *gauche*, pyramides ulcérées à leurs sommets; granulations tuberculeuses et foyers caséeux dans la substance corticale.

Granulations tuberculeuses de la vessie, de l'urèthre. Des uretères et des bassinets. Tubercules limités au sommet des poumons. Délire et coma ultime qui firent penser à une méningo- encéphalite.

Observation XXXVIII. — Lancereaux. *Loc. cit.*

Femme de 47 ans. Pyramides infiltrées de matière tuberculeuse ramollie à gauche. Dépôts tuberculeux dans la substance corticale.

Rein droit, détruit, réduit à une coque fibreuse renfermant un liquide blanchâtre. *Vessie* et *uretère* ulcérés. Tuberculose du cæcum. Granulations et petites excavations aux sommets des poumons. Vomissements bilieux, alimentaires. Constipation. Pus et albumine dans l'urine. Phénomènes typhoïdes; somnolence. Coma ultime.

Observation XXXIX. — Lancereaux. *Loc. cit.*

Homme de 60 ans. *Rein droit,* légèrement augmenté de volume, présente une infiltration tuberculeuse des lobules moyens, prononcée surtout au niveau des pyramides; le *rein gauche* est petit, son parenchyme parsemé de masses caséeuses a presque totalement disparu.

Calices, bassinets et uretères parsemés de granulations. Vessie ulcérée. Noyaux tuberculeux de l'épididyme. Excavations et foyers caséeux du sommet du poumon droit. Ulcérations de l'intestin grêle Phénomènes typhoïdes, hoquet incessant. Coma.

Observation XL. — Bonneau. *Bull. Soc. anat.*, 1889.

Homme 35 ans. Aucun antécédent héréditaire. N'a jamais été malade : il aurait eu cependant des hématuries.

Actuellement présente une arthrite fongueuse tarso-métatarsienne droite avec trajet fistuleux sur le bord externe du pied. L'état général est assez bon : on note seulement une respiration un peu rude dans la fosse sus-épineuse gauche. Les urines sont normales et ne contiennent ni pus, ni albumine. Amputation de Chopart, et mort 3 jours après au milieu de phénomènes comateux.

Autopsie. — Le *rein droit* est oblitéré et légèrement diminué de volume ; à la coupe on constate la destruction à peu près complète de la substance rénale qui se trouve réduite à une mince coque de substance corticale, la substance médullaire est complètement détruite et remplacée par des masses caséeuses de consistance analogue à du mastic. L'examen histologique y a montré de nombreux bacilles de la tuberculose.

L'*uretère* de ce côté est légèrement augmenté de volume et complètement imperméable ce qui explique que les urines aient pu rester normales. A la coupe on le trouve complètement oblitéré par de la matière caséeuse, dans sa partie supérieure le bassinet en est également rempli. Les *rein gauche* est complètement sain, mais a subi une hypertrophie compensatrice considérable. Les *parois vésicales* sont épaissies et la muqueuse recouverte d'un dépôt pseudo-membraneux.

Il n'y a que peu de lésions pulmonaires ; simplement quelques tubercules crus au sommet gauche.

Observation XLI. — Schmitt. *New-York med. record.*, 1889, I.

Femme de 53 ans, présentant une tumeur dans la région du rein gauche. Le toucher vaginal montre une tuméfaction de la terminaison de l'uretère dans la vessie. Diminution progressive de l'urine, de jour en jour, elle contient une quantité de pus de plus en plus grande. L'examen microscopique y montra des bacilles.

Au bout de quelques jours, la mort de la malade permit de vérifier le diagnostic de tuberculose du rein et de l'uretère. Pas d'autres détails.

OBSERVATION XLII. — SANNÉ. *Bull. Soc. anat.*, 1888.

Homme de 24 ans, présentant à son entrée des phénomènes de cystite vive, avec douleurs et mictions fréquentes. L'exploration des reins ne fournit aucun renseignement sur leur état. Mort au bout de quelque temps après des accidents passagers, bizarres, de délire et d'aphasie.

AUTOPSIE. — *Vessie* petite, ratatinée, sa cavité, à peu près inextensible, admet à peine quelques grammes de liquide; parois hypertrophiées, la couche musculaire atteint en moyenne un centimètre d'épaisseur. La muqueuse noirâtre est recouverte d'ulcérations plus ou moins larges et profondes. Les parties latérales de la vessie sont indurées, entourées d'un tissu lardacé et fibroïde au milieu duquel sont enfoncés les vaisseaux, et l'extrémité inférieure des uretères.

Le *rein gauche* est volumineux, hypertrophié, mais ne paraît pas malade. L'uretère gauche est un peu dilaté, mais sain.

L'uretère droit est largement dilaté, la muqueuse est recouverte d'ulcérations remplies d'un pus caséeux. Il est entouré d'un tissu lardacé auquel il adhère intimement et qui englobe divers organes voisins, des fibres musculaires du psoas, des filets nerveux, l'artère et la veine iliaque externe. Il forme un cylindre de 2 ou 3 cent. de diamètre, dont la dissection est impossible. Le bassinet, méconnaissable, présente les mêmes altérations, il est impossible de préciser ses rapports avec les vaisseaux du rein qui ont disparu.

Le *rein droit*, gros comme une tête de fœtus, adhère à toutes les parties voisines. Il est transformé en une vaste cavité, formée de plusieurs cavités secondaires communiquant entre elles directement ou par l'intermédiaire des calices, dilatés et altérés. Ces cavités sont remplies de pus et tapissées d'une couche caséeuse.

Noyaux tuberculeux dans le testicule gauche, dans l'épididyme. Cordon bosselé et irrégulier.

Rien dans les autres organes. Rien au poumon.

Pour l'auteur cette observation constitue bien un fait de tuberculose rénale primitive ayant envahi secondairement l'uretère et la vessie.

Observation XLIII. — Klippel. *Bull. Soc. anat.*, 1887.

H..., tuberculose ancienne des deux poumons, *rein gauche* congestionné mais sain.

Le rein droit présente environ 12 cavernes remplies d'un produit jaunâtre, caséeux et constituées pour la plupart par la dilatation des calices. Dans quelques-unes on trouve des calculs mous et friables.

Granulations sur la paroi des calices et du bassinet. Uretère de volume normal, congestionné et irrégulier, entouré par du tissu cellulaire renfermant des ganglions qui atteignent le volume d'une noisette.

Vessie petite présentant des ulcérations sur toute sa surface.

Observation XLIV. — Chaput. *Bull. Soc. anat.*, 1887.

Les deux *reins* sont dans un état de dégénérescence caséeuse très avancée. Ils présentent des cavernes multiples du volume d'une noisette. Les bassinets sont remplis de matière caséeuse. Les uretères ont leur surface interne bourgeonnante et irrégulière, recouverte de produits caséeux, à leur extrémité inférieure ils sont dilatés, aplatis et mesurent près de 2 centim. de diamètre.

La *vessie* adhère aux parois latérales du bassin. Sa muqueuse est recouverte de produits caséeux, elle est bourgeonnante, mais on n'y distingue pas d'ulcérations. A l'embouchure de chaque uretère, on aperçoit un gros bourgeon mou, long de 1 centimètre, creux dans toute sa hauteur, sa cavité communique avec celle de l'uretère, il s'agit donc de la muqueuse de l'uretère invaginé dans la veine.

Tuberculose des organes génitaux.

Pour l'auteur, c'est bien là un cas de tuberculose urinaire descendante.

Observation XLV. — Cayla. Thèse de Paris, 1887.

Homme de 29 ans. Tumeur blanche du genou droit. Rien du côté des poumons. Mort dans le coma.

Autopsie. — Poumons. Adhérences du sommet gauche, infiltration de granulations tuberculeuses de date récente; congestion de tout le lobe supérieur. Granulations agglomérées sur le péritoine.

Reins : Noyaux tuberculeux dans l'épaisseur des deux reins. *Uretères* transformés en deux cordons volumineux bosselés; ulcération à la face interne qui est recouverte de débris caséeux.

Vessie : Ulcérations arrondies et irrégulières ; quelques granulations.

Prostate, volumineuse ; contient un foyer rempli de matières caséeuses. Les vésicules séminales flexueuses et dilatées sont couvertes d'ulcérations à la face interne. Noyau tuberculeux dans l'épididyme du côté gauche.

Cerveau : Méningite de la base.

Observation XLVI. — Cayla. *Loc. cit.*

Homme de 45 ans. Syphilis. Blennorrhagie sans complication. Plus tard, apparition d'un écoulement purulent. Infiltration d'urine. Abcès des bourses, incision puis castration. Mort au bout de quelques jours.

Autopsie. — *Poumons :* A droite, adhérences pleurales, cavernule au sommet, quelques tubercules crétacés. Tubercules miliaires sur le péritoine.

La vessie rétractée est recouverte de tubercules.

Rein gauche volumineux, aspect blanc à la coupe. Pas de tubercules. Uretère sain.

Le *rein droit* s'est creusé une loge dans le foie, il est entouré d'une gangue d'où il est difficile de l'extraire. Il existe une cicatrice sur le bord convexe. A la coupe, on trouve une série de cavités remplies de matières caséeuses situées toutes au niveau de la base des pyramides.

L'uretère est presque du volume du petit doigt, mais son calibre n'est pas augmenté. La surface de la muqueuse présente par endroits des ulcérations recouvertes de matières grisâtres, plâtreuses.

Vessie entourée d'exsudats. La muqueuse présente une coloration lie de vin, pas d'ulcérations, mais un semis de granulations tuberculeuses au niveau de l'embouchure des uretères et à l'origine de l'urèthre.

La *prostate*, la portion prostatique de l'urèthre, les vésicules séminales forment une masse fibreuse. Dans les parties centrales, il existe un grand nombre de cavités anfractueuses où il est impossible de reconnaître un canal, en outre quelques foyers caséeux.

Le canal déférent droit est dur, augmenté de volume ; sa cavité contient de petits amas grenus, la muqueuse est exulcérée. Tubercules dans la tête de l'épididyme.

Observation XLVII. — Cayla. *Loc. cit.*

Homme. Tuberculose du testicule gauche. Castration. Miction douloureuse, purulente. Tuberculose pulmonaire. Mort.

Autopsie. — Granulations abondantes dans les deux poumons.

Rein droit augmenté de volume, piqueté jaunâtre à sa surface, aspect granulo-graisseux à la coupe.

Rein gauche. — A la surface, près de l'extrémité supérieure, on voit une plaque déprimée, d'aspect blanc fibreux, dure. Une coupe à ce niveau montre une caverne remplie de débris caséeux. Les lésions se poursuivent sur toute la longueur de l'uretère, on remarque des pertes de substance, allongées dont le surface est recouverte de débris caséeux.

La *vessie* présente une quinzaine d'ulcérations recouvertes d'un enduit jaunâtre. Au niveau du col. la muqueuse est détruite, et l'ulcération se prolonge dans le canal au delà des conduits éjaculateurs.

Tuberculose de la *prostate* et des *organes génitaux.*

Observation XLVIII. — Cayla. *Loc. cit.*

Homme, 32 ans. Tuberculose miliaire aiguë du poumon. Mort.

Autopsie. — Granulations miliaires dans les deux poumons.

Les deux *reins* sont congestionnés, leur tissu est parsemé de granulations tuberculeuses miliaires, plus abondantes dans le rein droit.

Dans les *uretères*, on retrouve quelques granulations sans ulcérations

Vessie, rétractée, arborisations vasculaires sur toute son étendue ; quelques granulations, mais sans ulcérations.

Quelques granulations dans l'urèthre. Cavité purulente dans la prostate. Organes génitaux sains.

Observation XLIX. — Clado. *Bull. Soc. anat.*, 1886.

Il s'agit d'un homme entré à l'hôpital avec une fausse route, il est atteint de rétention d'urine et meurt rapidement dans un état typhoïde.

Il n'existait des granulations et ulcérations tuberculeuses que sur le bas-fond de la vessie, peu au col. Les bacilles que M. Clado n'a pas retrouvés dans l'urine existaient sur ces surfaces, ainsi que dans les produits de raclage de la muqueuse de l'uretère. Histologiquement le tubercule a débuté sous l'épithélium de la muqueuse vésicale. Il y avait un abcès périuréthral et un abcès rénal volumineux contenant des microcoques, mais pas de bacilles.

Observation L. — Hallé. In Thèse de Boursier, 1886.

Homme de 42 ans. Cystite à début brusque, sans antécédents. Pus dans l'urine, miction fréquente, douloureuse; cathétérisme douloureux, et difficile. Cachexie progressive. Mort.

Autopsie. — Le péritoine, surtout dans le petit bassin et autour de la vessie, est semé de granulations tuberculeuses. La prostate est entièrement détruite par des foyers tuberculeux confluents ouverts dans l'urèthre.

Le col et la muqueuse de la *vessie* sont détruits par de larges ulcérations tuberculeuses. L'uretère droit, volumineux, à parois épaissies, présente des ulcérations tuberculeuses de la muqueuse dans toute son étendue.

Le *rein droit*, entièrement tuberculeux est transformé en une série de foyers caséeux ramollis.

Du côté gauche, *rein* et *uretère* sains.

Observation LI. — Smyth. *British. med. Journal*, 1886, I.

Femme de 40 ans, morte de tuberculose pulmonaire :

Rein droit. — Considérablement augmenté de volume, se décortiquant facilement. Les calices et le bassinet étaient dilatés, remplis d'une urine trouble, purulente. La face interne est couverte de granulations en plusieurs endroits. Dans le rein il existait plusieurs noyaux caséeux. Dans la cavité du bassinet plusieurs masses caséeuses. L'*uretère droit* est oblitéré à 2 pouces environ au-dessous de son origine supérieure. *Rein gauche* sain. Lésions de tuberculose vésicale avancée.

Observation LII. — Pousson. *Bull. Soc. anat.*, 1882.

Homme, 32 ans, cavernules dans les poumons ; dans le foie.

Lésions tuberculeuses anciennes du testicule et de l'épididyme à gauche, moins avancées à droite. Tuberculose des vésicules séminales. granulations tuberculeuses dans l'urèthre.

Rein et uretère sont sains.

Rein gauche : Noyaux caséeux dans la substance corticale. Destruction d'une partie de la substance pyramidale, noyau caséeux dans la partie qui reste. Calices et bassinets remplis d'une matière puriforme. Granulations miliaires dans l'uretère, confluentes dans sa partie supérieure.

Vessie : bas-fond criblé d'ulcérations à fond jaunâtre, col détruit par ulcération ; la prostate est transformée en une cavité communiquant avec la vessie.

Observation LIII. — Doyen. *Bull. Soc. anat.*, 1882.

Femme de 21 ans. Sept grossesses antérieures, accouchée depuis 15 jours d'un fœtus de six mois. Ouverture spontanée d'un énorme abcès lombaire. Le palper montre une tumeur oblongue et résistante à l'emplacement du rein gauche. Tuberculose pulmonaire aiguë. Mort.

Autopsie. — Poumons farcis de tubercules. Dans le flanc gauche une coque fibreuse adhérente au côlon descendant recouvre le foyer purulent. Le rein baigne dans le pus par sa partie postéro-inférieure où s'ouvre une large fistule.

L'*uretère* forme un gros cordon bosselé jusqu'à la vessie où se trouve une urine purulente.

Le *rein* incisé longitudinalement ne présente plus trace de sa structure normale, bourré de foyers caséeux à contenu central purulent.

Une membrane pyogénique jaunâtre revêt toutes les cavités anfractueuses pour former sans interruption le revêtement du bassinet, de l'uretère, et d'autre part, par l'intermédiaire de la fistule rénale, tout le foyer périnéphrétique.

Le tissu inflammatoire qui entoure le rein en avant contient des granulations grises, ainsi que la couche externe de l'uretère. Ce conduit s'ouvre largement dans la vessie qui présente dans sa partie gauche une large ulcération tuberculeuse. L'orifice de l'uretère droit est sain. La vessie est également le siège de granulations grises que l'on rencontre jusque sur un des ovaires et la trompe adjacente.

L'examen histologique a montré que l'on se trouvait bien en présence de tubercules à divers degrés de leur évolution.

Observation LIV. — Pauffard. *Bull. Soc. anat.*, 1877.

Homme de 33 ans, entré à l'hôpital dans un état de cachexie avancée déterminée par une tuberculose pulmonaire et génito-urinaire.

Autopsie. — Tuberculose du larynx, des deux poumons. Ulcérations dans la dernière partie de l'iléon, et dans le gros intestin; perforation de l'appendice iléo-cæcal.

Rein gauche, congestionné, gros, rouge, présente un noyau tuberculeux.

Rein droit, un peu plus gros que l'autre, entouré d'une épaisse couche de graisse, et d'une capsule sclérosée se détachant facilement. Il présente à la coupe une désorganisation complète, due à des masses caséeuses parfaitement limitées dans les deux substances du rein, et surtout abondantes dans les calices et le bassinet; gros tubercules crus à la périphérie. Les parties de substance rénale non détruites sont d'un rouge foncé et chroniquement enflammés.

Uretères très épaissis avec gros noyaux tuberculeux et quelques granulations grises.

Vessie. La moitié supérieure jusqu'au sommet est absolument indemne. La moitié inférieure au contraire présente une arrière-cavité creusée aux dépens de la prostate en partie détruite; la muqueuse présente des masses caséeuses, blanchâtres.

Granulations tuberculeuses tout le long de l'urèthre.

Tuberculose des testicules et des épididymes.

Observation LV. — Poisson. *Bull. Soc. anat.*, 1876.

Femme entrée à l'hôpital avec des phénomènes de cystite intense précédée pendant un an, à différentes reprises, de douleurs lombaires très vives, accompagnées de l'expulsion de quelques graviers. Depuis cette époque la miction est devenue plus fréquente, douloureuse, et l'urine s'est altérée. Érysipèle de la face quelques jours après son entrée, puis symptômes de tuberculisation aiguë généralisée. Mort subite.

Autopsie. — Tubercules dans toute l'étendue des deux poumons.

Péritoine : granulations partout, mais surtout abondantes sur le mésocôlon et dans les culs-de-sac recto et vésico-utérins.

Rein droit, volumineux, bosselé, irrégulier, à la coupe se trouve de vastes foyers tapissés de matière caséeuse et contenant un liquide épais et grumeleux. Le tissu rénal a presque complètement disparu, et présente quelques granulations dans les parties qui restent.

L'uretère droit gros comme le doigt est remarquable par l'épaisseur de ses parois, il existe quelques granulations sur sa face interne.

Vessie : nombreuses ulcérations, la plupart superficielles, et granulations miliaires.

Rien de particulier dans les autres organes.

Observation LVI. — Doléris. *Bull. Soc. anat.*, 1876.

Homme de 26 ans, présentant des signes de tuberculose pulmonaire n'ayant pas présenté d'accidents pouvant attirer l'attention du côté des voies urinaires.

Autopsie. Tuberculose ancienne du poumon.

Rein gauche ne présente que quelques granulations; l'uretère de calibre normal s'ouvre librement dans la vessie.

Le *rein droit* volumineux présente dans son tiers supérieur un semis abondant de granulations à diverses périodes d'évolution, et de petites cavités. La partie moyenne du rein est occupée par une cavité séparée en deux par un cloisonnement incomplet, parois tapissées d'une couche caséeuse, épaisse, jaunâtre, qui occupe la partie moyenne du rein. Cette cavité est distincte du bassinet.

Le bassinet et la surface des calices sont tapissées à la surface par une muqueuse épaissie, d'aspect grenu, recouverte d'une couche caséeuse, semi-liquide. Les cônes des pyramides sont déchiquetés, déformés, en partie détruits.

L'*uretère* présente les mêmes lésions : épaississement énorme des parois devenues comme fibroïdes, cavité distendue, remplie de matière tuberculeuse ramollie, muqueuse boursouflée, grenue et très indurée. Au niveau de son embouchure, dans la vessie existe une ulcération petite, irrégulière, taillée à pic, à surface chagrinée, de couleur jaunâtre, qui borde le pourtour de l'orifice, et est très apparente sur la muqueuse vésicale.

La *muqueuse vésicale* présente en outre trois ulcérations plus larges, une près de la base du trigone, deux en avant près du col. Il existe aussi quelques tubercules miliaires disséminés à la surface de la vessie.

Granulations dans la prostate. Rien dans les organes génitaux.

Les lésions restent bornées aux voies urinaires et paraissent être la conséquence les unes des autres par une propagation descendante.

Observation LVII. — Chenet. *Bull. Soc. anat.*, 1875.

Homme de 25 ans. Phtisie pulmonaire avancée, et troubles du côté des voies urinaires, douleurs rénales, dysurie, miction toujours douloureuse, urines troubles donnant par le repos un dépôt muco-purulent abondant ; tubercules du testicule et des vésicules terminales. Cyphose à la partie supérieure de la colonne dorsale,

Autopsie. — *Poumons :* tubercules en voie de ramollissement dans toute leur étendue, cavernes aux sommets.

Le *rein droit*, sans augmentation de volume paraît sain à la coupe.

Le *rein gauche* au contraire débarrassé de son enveloppe présente un grand nombre de taches jaunâtres, mamelonnées et à la coupe on voit qu'il est transformé en foyers caséeux multiples. Le bassinet contient également de la matière caséeuse. L'uretère correspondant notablement augmente de volume, induré, bosselé par places est perméable seulement dans certains points ; la tumeur s'efface complètement en d'autres. L'uretère droit est sain dans toute son étendue.

La *vessie* présente une surface interne inégale et déchiquetée, la muqueuse est détruite dans la plus grande partie de son étendue et le bas-fond seul a conservé son revêtement, encore la muqueuse est-elle très injectée à ce niveau et soulevée en quelques points par de petites saillies jaunâtres miliaires.

Ulcérations dans les portions prostatique et membraneuse de l'urèthre. Foyers caséeux dans les vésicules terminales et dans la tête de l'épididyme du côté droit.

Observation LVIII. — Moutard-Martin. Bull. Soc. anat., 1874.

Homme de 38 ans. Tuberculose pulmonaire récente. Symptômes de tuberculose génito-urinaire avancée. Mort.

Autopsie. — Poumons. Granulations et noyaux du volume d'une noisette.

Rein droit, hypertrophié, pèse 230 gr., son parenchyme est sain ; la substance corticale légèrement décolorée est toutefois un peu jaunâtre. Les calices, les bassinets et l'uretère de ce côté n'offrent aucune trace de lésion tuberculeuse.

A gauche, le rein pèse 380 gr., dépouillé de sa tunique fibreuse il est légèrement mamelonné et l'on distingue à sa surface quelques noyaux tuberculeux. Sur une coupe on voit que la substance médullaire a presque complètement disparu, elle est remplacée par une excavation située au centre du rein et dans laquelle s'abouche l'uretère, elle remplace les calices et se continue avec le bassinet ; elle est divisée en trois loges secondaires, subdivisées en logettes diverticulaires ; surface inégale tapissée d'une couche d'un blanc verdâtre, plus ou moins rugueuse.

La substance corticale très amincie en certains points montre à la coupe et dans son épaisseur des tubercules disséminés et de volume variable. Le bassinet est également tapissé d'une couche blanc grisâtre. L'uretère est dans son ensemble beaucoup augmenté de volume, sa couche muqueuse fortement épaissie présente les mêmes altérations que celles du bassinet. Elles se continuent jusqu'à la vessie.

Vessie, de volume normal. Léger épaississement de la paroi qui offre également des lésions tuberculeuses sous formes de plaques nombreuses, de volume variable, isolées ou réunies par leurs bords, saillantes ou déprimées, d'une teinte brun noirâtre sur leurs bords. La vessie communique par une perforation avec une cavité secondaire, sans connexion avec les organes voisins, et qui semble formée par l'extension des lésions tuberculeuses.

Prostate, de volume normal, mais réduite à une coque vide.

Observation LIX. — Troisier. *Bull. Soc. anat.*, 1871.

Homme 24 ans. Phtisie pulmonaire avancée. Symptômes de tuberculose urinaire. Mort.

Autopsie. — *Rein droit.* La capsule s'enlève difficilement, la substance corticale est molle, boursouflée, d'une coloration blanc grisâtre.

Rein gauche. — Son volume est d'un tiers supérieur à celui du rein droit, toute sa surface est parsemée de larges bosselures, peu proéminentes, d'une coloration grisâtre, d'un aspect lardacé. Des foyers de néphrite caséeuse apparaissent à l'extérieur sous forme de taches jaunâtres, à contours irréguliers. La capsule est très adhérente et ne se détache que par lambeaux.

Coupe verticale du rein : Le bassinet est largement dilaté et les calices forment de vastes anfractuosités dont la plupart ne sont séparées de la surface du rein que par une épaisseur de 2 à 3 millimètres de tissu lardacé. Des foyers de néphrite caséeuse se voient dans les points où le tissu rénal n'a pas complètement disparu. Quelques-unes des pyramides de Malpighi ont subi presque complètement la fonte caséeuse. L'uretère se présente dans toute son étendue sous la forme d'un conduit de la grosseur d'une artère iliaque primitive, ses parois sont épaissies grisâtres et rigides. Le bassinet, les calices et l'uretère ainsi dilatés sont remplis d'une matière blanc jaunâtre, crémeuse, contenant une assez grande quantité de petits graviers ; elle ne disparaît pas totalement par le lavage.

La muqueuse de la vessie en est également recouverte surtout au niveau du bas-fond. La matière caséeuse, adhérente, est blanchâtre. Les orifices vésicaux des uretères, surtout celui du côté gauche sont très dilatés et présentent les mêmes altérations que l'uretère gauche décrit plus haut. Rien dans les autres organes.

Observation LX. — Thorens. *Bull. Soc. anat.*, 1870.

H..., 21 ans. Tuberculose pulmonaire. Tuberculose prostatique. Troubles de la miction paraissant dus à une blennorrhagie chronique.

Autopsie. — *Poumons.* Petites cavernes, foyers caséeux, granulations.

Rein gauche. — Diminué de volume, bassinet et calices distendus et communiquant avec plusieurs poches creusées dans la substance rénale. Uretère dilaté, calibre fort augmenté, parois épaissies. Sa surface est couverte, comme celle des calices et du bassinet, de saillies jaunâtres de nature tuberculeuse, siégeant dans l'épaisseur de la muqueuse.

Rein et *uretère droits* sains.

Vessie. — Hypertrophie de la paroi musculaire; sur la muqueuse, plusieurs ulcérations présentant un centimètre sur leur plus grand diamètre.

Prostate. — Plusieurs cavités, remplies de matière caséeuse.

Ulcérations et granulations tuberculeuses dans l'urèthre.

Deux noyaux tuberculeux dans la vésicule séminale droite; rien dans le reste des organes génitaux.

Observation LXI. — Foucault. Thèse. Paris, 1870.

L..., Marie, âgée de 5 ans.

Autopsie. — Les deux poumons présentent une quantité énorme de granulations grises.

Reins. — Gros au moins comme ceux d'un adulte, pesants, réguliers, de consistance inégale. Sur la coupe le bassinet forme une poche rigide, il est un peu dilaté, à la place de la muqueuse dégénérée existe une couche inégale, mamelonnée, de matière caséeuse jaune. Chaque calice présente la même altération, il est un peu dilaté, tubuleux et limité par une membrane jaune épaisse de 1 à 2 ou 3 millimètres.

Dans la substance pyramidale, quelques masses caséeuses; dans la substance corticale, nombreuses granulations grises ou jaunes qui semblent disposées linéairement dans les colonnes de Bertin.

L'uretère droit est transformé en un tube rigide gros comme le petit doigt, il est partout perméable et même dilaté; sa surface muqueuse est tapissée par cette même couche jaunâtre qui tapisse le bassinet.

. L'uretère gauche dilaté et épaissi seulement dans une partie de son étendue présente à ce niveau des granulations jaunes, saillantes sur sa surface muqueuse, mais en examinant de plus près, on voit de très petits points jaunes entourés d'une zone grisâtre, circonscrite elle-même par une petite collerette épithéliale.

Vessie. — Muqueuse marbrée, bas-fond tapissé de granulations jaunes presque confluentes. Le reste de la muqueuse vésicale est criblé de petites ulcérations à fond grisâtre.

Quelques granulations grises dans la portion d'urèthre conservée. Organes génitaux sains.

OBSERVATION LXII. — CULOT. *Bull. Soc. anat.*, 1870.

F..., 33 ans. — Rien du côté des poumons. On trouve dans le flanc droit une masse volumineuse, profonde, indolente, dont la pression provoque immédiatement un besoin de miction. Dépôt blanc, pulvérulent dans les urines. Cachexie progressive. Mort.

AUTOPSIE. — *Poumons :* Noyau caséeux parfaitement limité au sommet droit ; deux masses plus petites au sommet gauche.

Rein gauche petit, avec bosselures fluctuantes, très adhérent au tissu cellulaire voisin. Sur une coupe on trouve 8 ou 10 cavités remplies de débris caséeux et communiquant avec les calices et le bassinet qui sont épaissis considérablement et présentent de nombreuses saillies avec dépression centrale ayant tout à fait l'apparence de pustules ombiliquées et solidifiées. L'uretère gauche, considérablement épaissi ne permet pas le passage d'un stylet dans sa partie supérieure.

Le *rein droit*, très volumineux, mais adhérent aux parties voisines, présente quelques petits tubercules jaunes sous-capsulaires. A la coupe on voit que la substance corticale reste presque entière et qu'elle est infiltrée de masses striées, mal limitées n'ayant point l'aspect de tubercules. En dedans et séparées par du tissu sain, on voit 7 ou 8 cavités moins grandes que celles du rein gauche, bien limitées, et remplies de débris caséeux purulents. A sa partie inférieure deux grosses bosselures semblent pleines d'un pus tout à fait inflammatoire. L'une s'est ouverte et communique avec le péritoine, mais après la mort vraisemblablement. Les calices et le bassinet sont remplis de tubercules. L'uretère droit, gros comme le petit doigt présente une muqueuse épaisse et remplie de tubercules.

Toute la *vessie* sauf le trigone est couverte de pustules, de godets tuberculeux.

Organes génitaux sains.

Observation LXIII. — Labory. *Bull. Soc. anat.*, 1869.

H..., 60 ans. Tuberculose pulmonaire. Diarrhée abondante. Symptômes de cystite. Mort.

Autopsie. — *Poumons* : un grand nombre de tubercules et quelques cavernes.

Vessie.—Un grand nombre de granulations miliaires sur sa face interne.

Uretère gauche, gros comme le petit doigt, résistant, rempli d'une matière jaunâtre, consistante, ne laissant au conduit qu'une mince lumière à parois tomenteuses pour le passage de l'urine. Le bassinet présente la même altération.

Rein gauche, volumineux, bosselé, sur une coupe présente 4 à 6 cavernes à parois jaunâtres renfermant une petite quantité de liquide louche.

Rein et uretère droits sains. Tuberculose du testicule et de l'épididyme gauche. Rien à droite.

Observation LXIV. — Lebreton. *Bull. Soc. anat.*, 1866.

Homme, mort, sans symptômes urinaires, au milieu d'un état typhoïde.

Autopsie. — Cavernes dans les deux poumons.

Reins. — La substance corticale est infiltrée de tubercules et la substance tubuleuse détruite est convertie en une poche. Quelques granulations.

L'uretère est épaissi, sa lumière filiforme.

Dans la capsule surrénale on trouve des granulations tuberculeuses plus grosses que celles du rein ; malgré cette altération de la capsule, il n'y avait pas de teinte bronzée.

Noyaux tuberculeux dans la tête de l'épididyme à gauche. Aucune lésion dans la *vessie.*

Observation LXV. — Bauchet. *Bull. Soc. anat.*, 1850.

Homme de 48 ans. Tuberculose pulmonaire ancienne. Cystite. Tuberculose de la prostate.

Autopsie. — Vastes cavernes et tubercules crus dans les deux poumons.

Rein droit. — Les calices et le bassinet ne forment plus qu'une seule poche, irrégulière, dont toute la face interne est couverte d'une couche de tubercules.

L'uretère est gros comme le petit doigt, son canal est dilaté, l'enveloppe épaissie, comme fibreuse. Il renferme une substance jaunâtre de nature tuberculeuse.

Rein et uretère gauches, sains.

Granulations tuberculeuses sur la face interne de la vessie.

Masses tuberculeuses dans la prostate.

Observation LXVI. — Quinquaud. *Bull. Soc. anat.*, 1868.

Homme, 32 ans. Tuberculose pulmonaire. Cystite. Mort.

Autopsie. — *Poumons* farcis de tubercules crus et de tubercules miliaires. Cavernes.

Rein gauche. — Tubercules miliaires avec points ramollis, cavernes. Calices et bassinet tapissés par une matière caséeuse ; uretère dilaté et parsemé de tubercules, quelques ulcérations.

Rein droit. — Une seule caverne, granulations miliaires à la surface.

Tubercules jaunâtres sur les calices et le bassinet droits.

La muqueuse *vésicale* et la portion prostatique de l'urèthre sont parsemées de granulations. Rien dans les organes génitaux.

IMPRIMERIE LEMALE ET Cie, HAVRE

A LA MÊME LIBRAIRIE

IMPRIMERIE LEMALE ET Cie, HAVRE

www.ingramcontent.com/pod-product-compliance
Ingram Content Group UK Ltd.
Pitfield, Milton Keynes, MK11 3LW, UK
UKHW021204220726
13924UKWH00003B/1321

9 782019 961831